农村厕所粪污处理与资源化利用

农业农村部农村社会事业促进司　指导
中国农业科学院农业环境与可持续发展研究所　主编

中国农业出版社

北　京

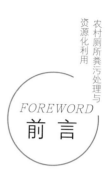

FOREWORD
前 言

  小厕所，大民生。党的十八大以来，习近平总书记多次强调，厕所问题不是小事情，是城乡文明建设的重要方面，要把这项工作作为乡村振兴战略的一项具体工作来推进，努力补齐这块影响群众生活品质的短板。

  自2018年《农村人居环境整治三年行动方案》实施以来，各地区各部门认真贯彻习近平总书记关于农村厕所革命重要批示指示精神，落实党中央、国务院决策部署，坚持好字当头、质量优先、分类施策、注重实效，扎实推进农村厕所革命。总的看，农村厕所革命取得积极进展。据统计，目前全国农村卫生厕所普及率超过68%，农民如厕条件不断改善，农民群众获得感、幸福感明显增强。但一些地方农村厕所改造后缺乏配套服务体系、专业管护队伍和运行维护资金，设施设备坏了没人修，粪污满了没人掏，厕所粪污处理与资源化利用还处于起步阶段。

为深入贯彻习近平总书记关于农村厕所革命的重要指示批示精神，全面落实党中央、国务院部署要求，2020年7月，农业农村部、国家卫生健康委员会、生态环境部联合发布《农村厕所粪污无害化处理与资源化利用指南》《农村厕所粪污处理与资源化利用典型模式》，指导地方以源头控污、过程减排、就地就近处置为原则，切实解决农村厕所粪污处置难、利用难问题。基于此，我们组织编写了《农村厕所粪污处理与资源化利用》一书。该书在《农村厕所粪污处理与资源化利用指南》的基础上，系统介绍了粪污处理与资源化利用的基础知识、政策标准、处理利用模式、运维管理、组织实施、风险防范等内容。

我们真心希望本书能给每一位参与农村厕所革命的干部群众带来一些帮助和启迪，不但要建好农村厕所，更要用好粪污资源，努力把好事办好、实事办实，不断增强农民群众的获得感和幸福感。

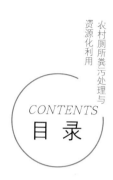

CONTENTS

目　录

第一章
基础知识

一、基本概念

1.农村厕所粪污

农村厕所粪污一般分为两类，一类是水冲厕所产生的人粪尿和冲厕水混合物；另一类是旱厕产生的人粪便或粪尿混合物。

2.农村生活污水

农村生活污水指农村地区居民生活所产生的污水，主要来源于冲厕、炊事、洗衣、洗浴、清扫等生活行为产生的污水，一般分为黑水和灰水两类。黑水即厕所粪污，是水冲厕所产生的人粪尿和冲厕水的混合物。灰水主要指厨房、洗涤和洗浴等排放的污水，其中厨房产生的污水包括淘米洗菜水、涮锅水等；洗涤和洗浴产生的污水包括洗漱、洗澡、洗衣、拖地等生活排水。

3.农村厕所粪污与生活污水的关系

农村生活污水是厕所粪污、厨房、洗涤、洗浴等排水的总称，其中农村厕所粪污是农村生活污水的重要组成部分。农村生活污水中大部分氮、磷、化学需氧量来源于农村厕所粪污，可生化性强，适合采用生物处理工艺进行净化。因此，可充分利用厕所粪污调节生活污水处理需要的适宜碳氮比，统筹推进农村厕所粪污与其他生活污水协同治理，因地制宜推进厕所粪污分散处理、集中处理或接入污水管网统一处理等模式，实行"分户改造、集中处理"与单户分散处理相结合，鼓励联户、联村、村镇改厕改污一体化治理。

4.农村厕所粪污处理

指通过厌氧发酵、高温堆肥、微生物强化处理、干化焚烧、热解炭化或与生活污水协同处理等技术过程，消减或杀灭农村厕所粪污中的致病菌、病毒、寄生虫卵等病原体，控制蚊蝇孳生，防止恶臭扩散。

5.农村厕所粪污资源化利用

指通过堆肥、厌氧消化、昆虫饲养及与生活污水同步处理等技术过程，实现农村厕所粪污肥料化、基质化、能源化及饲料化利用。推动资源化产品在农业生产、农村生活、生态环境、景观绿化及其他领域的循环利用，可减少生态环境污染，促进农业农村绿色发展。

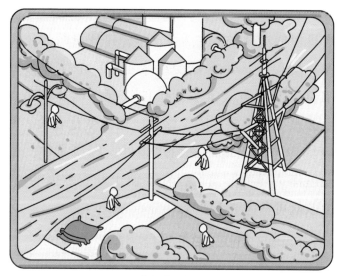

资源化利用

6.农村厕所粪污处理与资源化利用的关系

农村厕所粪污处理达到无害化要求是进行后续资源化利用的前提条件。只有粪污经过无害化处理后，才能消除潜在环境污染与疾病传播风险，从而安全、可靠地施肥利用或出水回用。

二、农村厕所粪污等生活污水特点

农村厕所粪污与厨房、洗涤、洗浴等其他农村生活污水水量状况和水质特征是因地制宜选择治理技术模式的重要依据。

1.水量

水量包括农村居民生活用水量和排放量两部分。

农村居民生活用水量受给水系统、卫生器具完善程度、水资源利用方式等生活条件状况，以及农民生活习惯、生活水平和季节等因素影响，通常变化较大。确定用水量应综合考虑当地居民用水条件、经济条件、用水习惯、发展潜力等实际情况。在不便于调查数据的情况下，用水量取值可参考表1估算。

表1 不同地区农村居民日用水量参考取值 单位：升／（人·天）

地区	村庄类型				
	经济条件很好，有独立洗浴设施、水冲厕所、洗衣机，旅游区	经济条件好，室内卫生设施齐全	经济条件较好，室内卫生设施较齐全	经济条件一般，有简单卫生设施	无水冲厕所和淋浴设施，主要利用地表水、井水
东北地区		80～135	40～90	40～70	20～40
东南地区	120～200	90～130	80～100	60～90	40～70
华北地区		100～145	40～80	30～50	20～40
西北地区		75～145	50～90	30～60	20～35
西南地区		80～160	60～120	40～80	20～50
中南地区		100～180	60～120	50～80	40～60

注：来源于《分地区农村生活污水处理技术指南》（建村〔2010〕149号）。

随着城乡一体化建设的持续推进，农民生活水平不断提高，农村生活污水排放总量也呈现增长趋势，且具有排放分散性强、特定时间段排放量较大的特点。农户人均生活污水排放量不仅与农户用水习惯有关，也与其收入水平有一定关系。农民收入水平越高，人均生活污水排放量越大。准确判断农户的人均生活污水排放量，需要根据不同区域实地调查结果确定。

在居住较为集中、卫生设施与排水管网相对完善的村庄，排放量一般占总用水量的75%～90%，洗浴、冲厕、洗涤和厨房等生活污水排放量可采用经验法计算。比如，洗浴和冲厕排水量可按相应用水量的60%～80%计算，洗涤排水量可按相应用水量的70%计算，厨房排水量可按相应用水量的60%计算。在估算条件不足的地区，可根据《农村生活污水处理项目建设与投资指南》（环发〔2013〕130号）粗略估算。比如，对于人口不足5 000人的村庄，每天人均生活污水排放量南方地区可按45～110升估算，北方地区可按35～80升估算；对于人口在5 000～10 000人的村庄，每天人均生活污水排放量南方地区可按85～160升估算，北方地区可按70～125升估算。

2.水质

农村厕所粪污等生活污水的水质与当地经济条件、生活习惯、季节变化以及气候因素等密切相关，主要污染物包括化学需氧量（COD）、氮（N）、磷（P）、固体悬浮物（SS）及病原菌等。农村厕所粪污中有机物、氨氮含量偏高，基本不含农药、重金属等有毒有害物质，可生化性好。据测算，厕所粪污产生量约占生活污水总量的1/4，但污染物浓度极高，总氮、总磷和化学需氧量含量约占全部生活污水含量的80%、86%和58%。相比之下，厨房、洗涤、洗澡等其他生活污水中有机质相对较少、碳氮含量较低（表2）。

表2　农村生活污水中的污染物组成

污水来源	污水量占比（%）	化学需氧量（毫克/升）	生化需氧量（毫克/升）	磷（毫克/升）	氮（毫克/升）
厕所	26	27.50	9.10	0.70	4.40
洗涤洗澡	46	3.30	1.80	0.10	0.40
厨房	16	16.00	11.00	0.07	0.30
其他	12	—	—	—	—
总计	100	46.80	21.90	0.87	5.10

　　资料来源：侯京卫，范彬，等. 农村生活污水排放特征研究评述[J]. 安徽农业科学，2012，40（2）：964-967.

第二章
政策标准

　　小厕所,大民生。习近平总书记高度重视改善农村人居环境,多次就推进厕所革命作出重要指示批示,明确指出厕所问题不是小事情,是城乡文明建设的重要方面,不但景区、城市要抓,农村也要抓,要把这项工作作为乡村

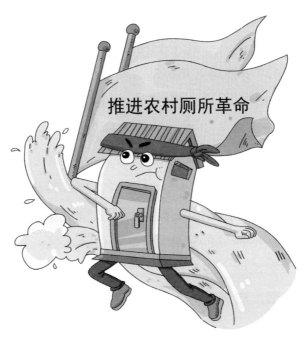

推进农村厕所革命

振兴战略的一项具体工作来推进，努力补齐这块影响群众生活品质的短板。2020年12月，在中央农村工作会议上，习近平总书记再次强调，要接续推进农村人居环境整治提升行动，重点抓好改厕和污水、垃圾处理。

一、中央部门有关政策

为深入贯彻习近平总书记重要指示批示精神，党中央、国务院作出系列决策部署。2018年1月，国务院印发《中共中央国务院关于实施乡村振兴战略的意见》提出，坚持不懈推进农村厕所革命，大力开展农村户用卫生厕所建设和改造，同步实施粪污治理，加快实现农村无害化卫生厕所全覆盖，努力补齐影响农民群众生活品质的短板。

2018年2月，中共中央办公厅、国务院办公厅印发《农村人居环境整治三年行动方案》，要求以建设美丽宜居村庄为导向，以农村垃圾、污水治理和村容村貌提升为主攻方向，动员各方力量，整合各种资源，强化各项举措，加快补齐农村人居环境突出短板。重点任务包括推进农村生活垃圾治理、开展厕所粪污治理、梯次推进农村生活污水治理。同月，国家发展改革委印发《关于扎实推进农村人居环境整治行动的通知》，要求东部地区、中西部城市近郊区等有基础、有条件的地区，基本完成农村户用厕所无害化改造，厕所粪污基本得到处理或资源化利用；中西

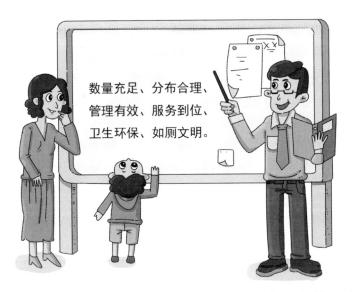

数量充足、分布合理、
管理有效、服务到位、
卫生环保、如厕文明。

部有较好基础、基本具备条件的地区，卫生厕所普及率在85%左右。

2018年5月，中共中央、国务院发布《乡村振兴战略规划（2018—2022年）》，强调加快补齐突出短板、着力提升村容村貌、建立健全整治长效机制，指出农村人居环境整治行动包括农村垃圾治理、生活污水治理、厕所革命、乡村绿化行动、乡村水环境治理和宜居宜业美丽乡村建设6个方面内容。

2018年6月，中央农办、农业农村部印发《关于学习推广浙江"千村示范、万村整治"经验　深入推进农村人居环境整治工作的通知》，提出要以村容村貌整治提升、生活垃圾治理、生活污水治理、厕所革命、农业生产废弃物资源化利用等为重点，制定计划，明确要求，强化责任监督，确保任务落实。

2018年12月，中央农办、农业农村部、国家卫生健康委等8部门联合印发《关于推进农村"厕所革命"专项行动的指导意见》，要求从各地实际出发，合理制定改厕目标任务和推进方案，选择适宜的改厕模式，确保如期完成三年农村改厕任务。

2019年1月，《中共中央 国务院关于坚持农业农村优先发展 做好"三农"工作的若干意见》提出，要深入学习推广浙江"千村示范、万村整治"工程经验，全面推开以农村垃圾污水治理、厕所革命和村容村貌提升为重点的农村人居环境整治，确保到2020年实现农村人居环境阶段性明显改善，村庄环境基本干净整洁有序，村民环境与健康意识普遍增强。

2019年4月，财政部、农业农村部联合印发《关于开展农村"厕所革命"整村推进财政奖补工作的通知》提出，由中央财政安排资金，用5年左右时间，以奖补方式支持和引导各地推动有条件的农村普及卫生厕所，实现厕所粪污基本得到处理和资源化利用。同月，中央农办、农业农村部印发《关于做好农村"厕所革命"整村推进财政奖补政策组织实施工作的通知》，提出组织开展农村改厕年度计划任务确定和奖补政策的细化实施等工作，明确奖补对象以行政村为单元，全村户用卫生厕所普及率在85%以上，且通过"三格式"等有效方式实现厕所粪污无害化处理或资源化利用。未实现粪污无害化处理或资源化利用的卫生厕所不在中央财政奖补范围之内。要采取多种形式加强后续管理服务，统筹考虑建成厕所的运行维护和粪污资源化利用问题，多渠道解决运维资金，创新服务方式，加强技术和服务队伍建设，确保有人管理、有钱维护，让农民群众用得满意、用得放心。

2019年7月，中央农办、农业农村部、生态环境部等9部门联合印发《关于推进农村生活污水治理的指导意见》，指出要统筹考虑农村生活污水治理和厕所革命，具备条件的地区一体化推进、同步设计、同步建设、同步运营。东部地区、中西部城市近郊区以及其他环境容量较小地区村庄，加快推进户用卫生厕所建设和改造，同步实施厕所粪污治理。同月，中央农办等7部门印发《关于切实提高农村改厕工作质量的通知》，指导各地在推进农村改厕过程中，要严把领导挂帅、分类指导、群众发动、工作组织、技术模式、产品质量、施工质量、竣工验收、维修服务、粪污收集利用"十关"，优先解决好厕所粪污收集和利用去向问题，与农村生活污水治理有机衔接、统筹推进。要配套建立粪污收集利用体系，因地制宜推进厕所粪污分散收集、集中收集或接入污水管网统一处理。在粪污无害化处理基础上，以农牧循环、就近消纳、综合利用为主线，与农村庭院经济和农业绿色发展相结合，积极探索多种形式的粪污资源化利用模式。

2019年11月，农业农村部等部委联合印发《关于扎实有序推进贫困地区农村人居环境整治的通知》，明确要加大对有条件、有意愿贫困地区的农村人居环境整治支持力度，有关农村厕所革命等项目向贫困地区倾斜，通过典型示范，因地制宜探索有效治理方式和技术路径。

2020年2月，农业农村部印发《关于落实党中央、国务院2020年农业农村重点工作部署的实施意见》，要求组织实施好农村厕所革命整村推进财政奖补政策，制定、完善相关产品标准和技术规范，指导各地因地制宜选择农村改厕技术模式，加强高寒干旱地区关键技术模式试点试验，切实做好厕所粪污处理及资源化利用。

2020年3月，农业农村部印发《关于抓好大检查发现问题整改　扎实推进农村人居环境整治的通知》，提出重点确保2020年年底东部地区、中西部城市近郊区等有基础有条件的地区基本完成农村户用厕所无害化改造，实事求是、量力而行推进其他地区农村厕所改造。继续组织实施农村厕所革命整村推进财政奖补政策，编制农村户厕建设有关标准规范，开展技术指导服务，强化改厕工作质量监管，统筹推进农村改厕和生活污水治理。在疫情防控期间尤其要切实加强农村厕所粪污处理，不得随意倾倒或直接排放，未经处理或处理后达不到无害化要求的粪污不得还田。

2020年4月，农业农村部印发《关于抓好"三农"领域重点工作 确保如期实现全面小康的意见》，提出分类推进农村厕所革命，东部地区、中西部城市近郊区等有基础有条件的地区要基本完成农村户用厕所无害化改造，其他地区实事求是确定目标任务。各地要选择适宜的技术和改厕模式，先搞试点，证明切实可行后再推开。

2020年6月，农业农村部、国家卫生健康委、市场监管总局印发《关于进一步提高农村改厕工作实效的通知》，要求做好改厕与农村生活污水治理有机衔接、统筹推进，没有解决好厕所粪污收集和利用去向问题、没有落实好维修服务措施，宁可不开工、不建设。

2020年7月，农业农村部印发《农村厕所粪污无害化处理与资源化利用指南》《农村厕所粪污处理及资源化利用典型模式》，指导地方以就地就近处置、源头控污减排为原则，促进农村厕所粪污无害化处理与资源化利用，切实改善农村人居环境，不断提升农民群众获得感幸福感。国家市场监督管理总局、农业农村部、国家卫生健康委联合印发《关于推进农村户用厕所标准体系建设的指导意见》，推动农村户用厕所建设标准化、管理规范化、运维常规化。

二、标准规范

（一）中央有关部门标准规范

1.农村户厕卫生规范

于2004年实施的《农村户厕卫生标准》（GB 19379—2003），在2012年被修订为《农村户厕卫生规范》（GB 19379—2012）。该规范规定了农村户厕规划、设计、建筑、管理和卫生监督与监测等方面的相关要求，推荐了6种无害化卫生厕所类型。

2.农村户厕建设规范与技术要求

2018年5月，全国爱卫办制定发布了《农村户厕建设规范》，规定了农村户厕新建、改建的基本要求，规划设计、施工建设、维护管理、监管评价等。

2019年8月，住房和城乡建设部批准发布《村庄整治技术标准》（GB/T 50445—2019），取代《村庄整治技术规范》（GB 50445—2008），规定了农村卫生厕所的设计与建造要求、卫生管理要求。

2019年8月，国家卫生健康委、农业农村部联合印发《农村户厕建设技术要求（试行)》（国卫办规划函〔2019〕667号），指导各地农村户厕新建、改建、扩建和使用管理。

2020年4月，国家市场监督管理总局、国家标准化管理委员会批准发布《农村三格式户厕建设技术规范》

（GB/T 38836—2020）、《农村三格式户厕运行维护规范》
（GB/T 38837—2020）和《农村集中下水道收集户厕建设
技术规范》（GB/T 38838—2020）3项推荐性国家标准。3
项标准分别对农村三格式户厕设计、安装与施工、工程质
量验收，农村三格式户厕的日常使用、粪污管理、维护、
应急处置以及管护，农村集中下水道收集户厕设计、施工
与工程质量验收等内容进行了规定。

3.农村生活污水处理设施排放标准

住房和城乡建设部、生态环境部2018年9月联合印
发《关于加快制定地方农村生活污水处理排放标准的通

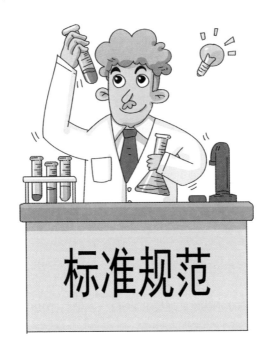

知》（〔2018〕1083号），要求农村生活污水就近纳入城镇污水管网的，执行《污水排入城镇下水道水质标准》（GB/T 31962—2015）；日处理500吨及以上规模的农村生活污水处理设施排放标准可参照执行《城镇污水处理厂污染物排放标准》（GB 18918—2002）。

4.农村生活污水处理相关标准规范

近年来，生态环境部、住房和城乡建设部等部门陆续出台了一系列涉及农村生活污水治理的相关标准指南和规范文件，在统筹推进农村厕所粪污等生活污水治理方面发挥了指导作用。

表3　农村生活污水治理相关标准指南和规范

序号	标准名称	标准编号	发布时间
1	室外排水设计规范	GB 50014—2006	2006
2	给水排水管道工程施工及验收规范	GB 50268—2008	2008
3	给水排水构筑物工程施工及验收规范	GB 50141—2008	2008
4	东北地区农村生活污水处理技术指南	建村〔2010〕149号	2010
5	东南地区农村生活污水处理技术指南	建村〔2010〕149号	2010
6	西北地区农村生活污水处理技术指南	建村〔2010〕149号	2010

（续）

序号	标准名称	标准编号	发布时间
7	华北地区农村生活污水处理技术指南	建村〔2010〕149号	2010
8	西南地区农村生活污水处理技术指南	建村〔2010〕149号	2010
9	中南地区农村生活污水处理技术指南	建村〔2010〕149号	2010
10	砌体结构工程施工质量验收规范	GB 50203—2011	2011
11	村镇生活污染防治最佳可行技术指南（试行）	HJ-BAT-9	2013
12	农村生活污水处理项目建设与投资指南	环发〔2013〕130号	2013
13	农村环境连片整治技术指南	HJ 2031—2013	2013
14	县（市）域城乡污水统筹治理导则	建村〔2014〕6号	2014
15	混凝土结构工程施工质量验收规范	GB 50204—2015	2015
16	污水自然处理工程技术规程	CJJ/T 54—2017	2017
17	农村厕所污水处理技术指南（试行）		2017
18	农用污泥污染物控制标准	GB 4284—2018	2018
19	农村生活污水处理导则	GB/T 37071—2018	2018
20	农村生活污水处理工程技术标准	GB/T 51347—2019	2019
21	建筑给水排水设计规范	GB 50015—2019	2019

5.沼气池相关标准

沼气池是统一处理人畜粪污、农作物秸秆等有机废弃物，并实现无害化的设施，产生的沼气、沼渣和沼液可资源化利用。我国农村地区已有几十年的户用沼气使用历史，相关设计、施工、运行等环节的标准规范相对健全，具体标准见表4。

表4 沼气池设计、施工、操作、验收等相关标准

序号	标准名称	标准编号	主要内容
1	户用沼气池设计规范	GB/T 4750—2016	规定了户用沼气池的设计规范及必要配套设施的设计要求、指标参数。适用于混凝土、砖混、工程塑料及玻璃纤维增强塑料等材料户用沼气池的设计建造和生产
2	户用沼气池质量检查验收规范	GB/T 4751—2016	规定了户用沼气池选用混凝土现浇、钢筋混凝土预制板、工程塑料及玻璃纤维增强塑料等材料建造以及混凝土建池密封层施工的质量检查验收的内容、方法及要求
3	户用沼气池施工操作规程	GB/T 4752—2016	规定了户用沼气池的建池选址、建池材料质量要求、土方工程、施工工艺、沼气池密封层施工等技术要求和总体验收规范。适用于混凝土、砖混、工程塑料及玻璃纤维增强塑料等材料户用沼气池
4	户用沼气池运行维护规范	NY/T 2451—2013	规定了户用沼气池发酵启动、运行管理和安全维护方法。适用于厌氧发酵容积为 8 ~ 12 米^3 的户用沼气池发酵启动、运行管理和安全维护

（续）

序号	标准名称	标准编号	主要内容
5	农村户用沼气发酵工艺规程	NY/T 90—2014	规定了农村户用沼气池的发酵工艺规程。适用于容积为50米^{3}以下的农村户用沼气池
6	农村沼气"一池三改"的技术规范	NY/T 1639—2008	规定了农村户用沼气池与圈舍、厕所、厨房的总体布局、技术要求、建设要求、管理方法以及操作和安全规程。适用于农村户用沼气池与圈舍、厕所和厨房的配套改造和建设

6.粪便无害化卫生要求

1987年，我国颁布了《粪便无害化卫生标准》（GB 7959—1987），2012年修订为《粪便无害化卫生要求》（GB 7959—2012），规定了粪便无害化卫生要求限值和粪便处理卫生质量的监测检验方法，用于指导城乡户厕、粪便处理厂（场）和小型粪便无害化处理设施处理效果的监督检测和卫生学评价。

7.资源化利用相关标准规范

厕所粪污富含氮、磷、钾等农作物生长所需的营养物质，经处理后可就近就地资源化利用，有助于减少化肥施用，降低潜在的水体污染风险。

在粪肥利用方面，厕所粪污与其他农业农村有机废弃物一起发酵处理，可转化成优质有机肥料或生物有机肥。以厕所粪污为原料，生产有机肥料需满足《有机肥料》（NY 525—2012）规定，生产生物有机肥需满足《生物有机肥》（NY 884—2012）规定。沼渣、沼液的肥料化利用，可参照《沼肥》（NY/T 2596—2014）和《沼肥施用技术规范》（NY/T 2065—2011）。其中，《沼肥》规定了沼肥的术语、定义、要求、试验方法和检验规则，适用于厌氧消化产生的沼渣、沼液制成的肥料；《沼肥施用技术规范》规定了制取沼肥的工艺条件、理化性状、主要污染物允许量、综合利用技术与方法，适用于以人畜粪便为主要发酵原料的户用沼气池所产生的沼肥。

在污水再生回用方面，用于农田灌溉的，相关控制指标应满足《农田灌溉水质标准》（GB 5084—2021）规定；用于渔业养殖的，相关控制指标应满足《渔业水质标准》（GB 11607—1989）规定；用于景观环境的，应满足《城市污水再生利用　景观环境用水水质》（GB/T 18921—2019）规定。另外，在对污水再生回用没有特殊规定的情况下，应按照土壤性质、生态环境保护等要求加以利用。

8.相关技术产品标准

目前，针对农村厕所粪污和生活污水处理技术产品，制定了一系列标准。比如，《塑料化粪池》（CJ/T 489—

2016）、《玻璃钢化粪池技术要求》（CJ/T 409—2012）、《玻璃钢化粪池选用与埋设》（14SS706），对预制成型化粪池原材料的性能、池体外观、尺寸与壁厚偏差、力学和密封性能等指标提出了要求；《小型生活污水处理成套设备》（CJ/T 355—2010）、《户用生活污水处理装置》（CJ/T 441—2013）规定了小型一体化农村生活污水处理设备应符合的标准。

（二）地方有关标准规范

1.地方改厕相关标准、规范或技术要求

我国幅员辽阔，不同地区之间自然环境与社会经济发展水平存在较大的差异，在推进厕所革命的过程中，各地区应结合地域特点、经济发展水平等因素探索适合的改厕技术模式。比如，江苏省农村改厕工作走在全国前列，于2006年发布《农村无害化卫生户厕技术规范》（DB 32/950—2006）。截至2020年年底，已有约20个省份出台了农村户厕改造的地方标准、规范或技术导则等（表5）。

表5　部分地区出台的改厕标准规范或导则指南

序号	地区	标准、规范或技术要求	标准号	时间
1	安徽	安徽省农村改厕技术导则（试行）		2018

（续）

序号	地区	标准、规范或技术要求	标准号	时间
2	北京	农村地区公厕、户厕建设基本要求	DB11/T 597—2018	2018
3	重庆	重庆市农村户厕建设规范（试行）		2019
4	广西	美丽乡村 无害化公共卫生厕所建设与维护规范	DB45/T 2067—2019	2019
5	黑龙江	黑龙江省农村室内户厕改造技术导则（试行）		2018
6	湖北	农村无害化厕所建造技术指南	DB42/T 1495—2018	2018
7	河南	一体式化粪池	DB41/T 1605—2018	2018
8	吉林	农村户厕改造技术标准	DB22/T 5001—2017	2017
9	江西	江西省农村三格化粪池式无害化卫生户厕建设技术规范		2019
10	江苏	农村无害化卫生户厕技术规范	DB32/950—2006	2006
11	江苏	农村（村庄）公共厕所管理与维护规范	DB32/T 2934—2016	2016
12	辽宁	辽宁省农村户厕建设技术要求（试行）		2019
13	宁夏	宁夏农村厕所建设技术指导意见		2019
14	青海	农村户厕改造技术规范	DB63/T 1775—2020	2020

（续）

序号	地区	标准、规范或技术要求	标准号	时间
15	陕西	农村无害化户厕建设技术规范		2019
16	陕西	农村人居环境厕所要求	DB61/T 1272—2019	2019
17	山东	农村卫生厕所管理与维护规范	DB37/T 2867—2016	2016
18	山东	一体化三格化粪池（聚乙烯、共聚聚丙烯、玻璃纤维增强复合材料）	DB37/T 2792—2016	2016
19	山东	一体化双瓮漏斗粪池（聚乙烯、共聚聚丙烯、玻璃纤维增强复合材料）	DB37/T 2793—2016	2016
20	山东	农村一体式无害化卫生厕所施工及验收规范	DB37/T 5062—2016	2016
21	浙江	农村厕所建设和服务规范 第1部分：农村改厕管理规范	DB33/T 3004.1—2015	2015
22	浙江	农村厕所建设和服务规范 第2部分：农村三格式卫生户厕	DB33T 3004.2—2015	2015
23	浙江	农村厕所建设和服务规范 第3部分：农村公共厕所服务管理规范	DB33T 3004.3—2015	2015
24	云南	云南省农村厕所改造建设技术指南（试行）		2018

2.地方农村生活污水处理相关标准规范

我国已出台了有关农村生活污水治理的技术指南和规

范，在指导全国面上治理的前提下，兼顾了各地的指导适用性，但受不同地区自然与经济条件影响，农村生活污水排放的水量、水质特征差异很大，套用统一标准规范存在较大的治理难度。因此，在农村生活污水治理上不能套用统一标准规范，应建立完善的地方标准规范，选择适宜的技术模式，因地制宜推进治理工作。目前，部分省份已根据当地经济发展、地理气候等实际情况，制定发布了地方性农村生活污水处理相关标准规范（表6）。

表6 部分地方农村生活污水处理相关标准规范

序号	地区	标准名称	标准编号	发布时间
1	北京	农村生活污水人工湿地处理工程技术规范	DB11/T 1376—2016	2016
2	北京	村庄生活污水收集与处理技术规程	DB11/T 1495—2017	2017
3	安徽	安徽省农村生活污水治理技术指引		2017
4	重庆	丘陵山地农村生产生活废弃物处理利用技术规程 第3部分：生活污水	DB50/T 1011.3—2020	2020
5	河北	河北省农村生活污水治理技术导则	冀环土壤〔2019〕523号	2019
6	河南	河南省农村环境综合整治生活污水处理适用技术指南（试行）	豫环文〔2012〕19号	2015

（续）

序号	地区	标准名称	标准编号	发布时间
7	湖南	湖南省农村生活污水治理技术指南（试行）		2020
8	贵州	农村生活污水处理技术规范	DB52/T 1057—2015	2015
9	广东	农村生活污水治理设施养护与维修规范	DB4401/T 29—2019	2019
10	江苏	江苏省村庄生活污水治理适宜技术及建设指南		2016
11	江苏	农村生活污水处理设施物联网管理技术规范（征求意见稿）		2019
12	江西	江西省农村分散式生活污水处理技术指南	赣环然字〔2011〕16号	2011
13	江西	江西省乡镇集中式生活污水处理技术指南	赣环然字〔2011〕16号	2011
14	江西	农村生活污水处理技术指南	DB3604/T 001—2020	2020
15	吉林	吉林省农村改厕和生活污水处理技术导则		2016
16	辽宁	农村生活污水处理技术指南	DB21/T 2943—2018	2018
17	宁夏	农村生活污水处理技术规范	DB64/T 699—2011	2011
18	宁夏	农村生活污水分散处理技术规范	DB64/T 868—2013	2013
19	宁夏	农村生活污水处理设施运行操作规范	DB64/T 869—2013	2013

（续）

序号	地区	标准名称	标准编号	发布时间
20	宁夏	农村生活污水处理工程投资指南	DB64/T 875—2013	2013
21	宁夏	农村生活污水处理工程技术规程	DB64/T 1518—2017	2017
22	青海	河湟谷地人工湿地污水处理技术规范	DB63/T 1350—2015	2015
23	山西	农村生活污水处理技术指南	DB14/T 727—2020	2020
24	山东	农村生活污水处理技术规范	DB37/T 3090—2017	2017
25	山东	砂滤-植物耦合处理农村生活污水技术规程	DB37/T 3077—2017	2017
26	陕西	农村人居环境 污水治理管理规范	DB61/T 1272—2019	2019
27	四川	农村生活污水净化沼气池施工规范	DB51/T 1874—2014	2014
28	天津	天津市农村生活污水处理设施运行维护管理办法		2020
29	浙江	农村生活污水处理技术规范	DB33/T 868—2012	2012
30	浙江	农村生活污水处理设施建设和改造技术规程	DB33/T1199—2020	2020
31	浙江	农村生活污水治理设施运行维护技术导则		2016
32	浙江	农村生活污水厌氧—好氧（A/O）处理终端维护导则		2017
33	浙江	农村生活污水厌氧处理终端运维导则		2017

（续）

序号	地区	标准名称	标准编号	发布时间
34	浙江	浙江省县（市、区）农村生活污水治理设施运行维护管理导则		2017
35	浙江	农村生活污水治理设施第三方运维服务机构管理导则		2017
36	浙江	农村生活污水治理设施第三方运维服务机构服务能力评价指南（试行）		2017
37	浙江	农村生活污水处理罐运行维护导则		2018
38	浙江	农村生活污水厌氧—缺氧—好氧（A²/O）处理终端维护导则		2018
39	浙江	浙江省农村生活污水治理设施运行维护管理工作考核办法		2018
40	浙江	浙江省农村生活污水处理设施标准化运维评价导则		2018
41	浙江	农村生活污水人工湿地处理设施运行维护导则		2019
42	浙江	农村生活污水生物滤池处理设施运行维护导则		2019
43	浙江	浙江省农村生活污水处理设施管理条例		2019
44	浙江	农村生活污水管网维护导则		2019
45	浙江	农村生活污水处理设施运行维护单位基本条件		2020

（续）

序号	地区	标准名称	标准编号	发布时间
46	浙江	浙江省农村生活污水处理设施运行维护费用指导价格指南		2020
47	浙江	浙江省农村生活污水处理设施运行维护服务合同		2020
48	上海	上海市农村生活污水处理技术指南		2008
49	上海	上海市农村生活污水处理设施运行维护管理办法（试行）		2018

3.地方农村生活污水处理设施排放标准

近年来，各地积极响应生态环境部、住房和城乡建设部联合印发的《关于加快制定地方农村生活污水处理排放标准的通知》（环办水体函〔2018〕1083号）和《农村生活污水处理设施水污染物排放控制规范编制工作指南（试行）》（环办土壤函〔2019〕403号），纷纷出台政策。截至目前，全国已有31个省份制订或修订了农村生活污水处理设施水污染物排放标准（表7）。

表7　全国31省市农村生活污水处理设施水污染物排放标准

序号	省份	标准名称	标准号
1	北京	农村生活污水处理设施水污染物排放标准	DB11/1612—2019
2	天津	农村生活污水处理设施水污染物排放标准	DB12/889—2019

（续）

序号	省份	标准名称	标准号
3	河北	农村生活污水排放标准	DB13/2171—2015
4	山西	农村生活污水处理水污染物排放标准	DB14/726—2019
5	内蒙古	农村生活污水处理设施污染物排放标准	DBHJ/001—2020
6	辽宁	农村生活污水处理水污染物排放标准	DB21/3176—2019
7	吉林	农村生活污水处理设施水污染物排放标准	DB22/3094—2020
8	黑龙江	农村生活污水处理设施水污染物排放标准	DB23/2456—2019
9	上海	农村生活污水处理水污染物排放标准	DB31/T 1163—2019
10	江苏	村庄生活污水治理水污染物排放标准	DB32/T 3462—2018
11	浙江	农村生活污水处理设施水污染物排放标准	DB33/973—2015
12	安徽	农村生活污水处理设施水污染物排放标准	DB34/3527—2019
13	福建	农村生活污水处理水污染物排放标准	DB35/1869—2019
14	江西	农村生活污水处理设施水污染物排放标准	DB36/1102—2019
15	山东	农村生活污水处理处置设施水污染物排放标准	DB37/3693—2019
16	河南	农村生活污水处理设施水污染物排放标准	DB41/1820—2019
17	湖北	农村生活污水处理设施水污染物排放标准	DB42/1537—2019
18	湖南	农村生活污水处理设施水污染物排放标准	DB43/1665—2019

（续）

序号	省份	标准名称	标准号
19	广东	农村生活污水处理排放标准	DB44/2208—2019
20	广西	农村生活污水处理设施水污染物排放标准	征求意见稿
21	海南	农村生活污水处理设施水污染物排放标准	DB46/483—2019
22	重庆	农村生活污水集中处理设施水污染物排放标准	DB50/848—2018
23	四川	农村生活污水处理设施水污染物排放标准	DB51/2626—2019
24	贵州	农村生活污水处理水污染物排放标准	DB52/1424—2019
25	云南	农村生活污水处理设施水污染物排放标准	DB53T/953—2019
26	西藏	农村生活污水处理设施污染物排放标准	DB54T/0182—2019
27	陕西	农村生活污水处理设施水污染物排放标准	DB61/1227—2018
28	甘肃	农村生活污水处理设施水污染物排放标准	DB62/4014—2019
29	青海	农村生活污水处理排放标准	DB63T/1777—2020
30	宁夏	农村生活污水处理设施水污染物排放标准	DB64/700—2020
31	新疆	农村生活污水处理排放标准	DB65/4275—2019

4.户用沼气池与沼气工程相关地方标准

农村户用沼气池与沼气工程处理效果易受气候变化

等因素影响，各地方结合实际条件，针对推广应用需要解决的主要问题，对农村户用沼气池与沼气工程的设计、施工、运行及适用性等环节制定了相应的地方标准规范（表8）。

表8 沼气池与沼气工程相关标准规范

地区	标准名称	标准号	时间
湖北	小型沼气工程设计、施工及验收规范	DB42/T 1342—2018	2018
湖南	生活污水净化沼气池标准图集	DB43/T 139—1999	1999
黑龙江	"燃池－沼气池"技术规范	DB23/T 1023—2006	2006
甘肃	日光温室沼气生产及综合利用技术规程	DB62/T 2590—2015	2015
广西	户用沼气池建设规范	DB45/T 1133—2015	2015
广西	农村有机垃圾沼气工程运行与维护规范	DB45/T 1674—2018	2018
广西	户用沼气池施工规程	DB45/T 1675—2018	2018
贵州	山区农村沼气集中供气工程技术规范	DB52/T 1058—2015	2015
江苏	设施大棚内沼气池使用技术规程	DB32/T 2274—2012	2012
吉林	户用沼气池及沼气工程增、保温技术规范	DB22/T 2363—2015	2015
辽宁	户用沼气池增温保温技术规程	DB21/T 3315—2020	2020
四川	农村户用沼气池配套安装规范	DB51/T 770—2008	2008
四川	农村户用沼气池使用管理规程	DB51/T 807—2008	2008

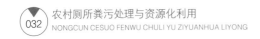

（续）

地区	标准名称	标准号	时间
四川	农村户用沼气池运行管理规程	DB51/T 1684—2013	2013
四川	农村户用沼气池安全操作管理规程	DB51/T 2206—2016	2016
四川	大中型沼气工程安全管理规程	DB51/T 2486—2018	2018
陕西	农村中小型畜禽养殖场沼气工程设计规范	DB61/T 502—2010	2010
陕西	农村中小型畜禽养殖场沼气工程建设规范	DB61/T 503—2010	2010
陕西	农村中小型畜禽养殖场沼气工程管理规范	DB61/T 501—2010	2010
新疆	农村户用秸秆沼气生产技术规程	DB65/T 3443—2012	2012

第三章
农村厕所粪污处理

　　尽管我国农村厕所革命取得明显成效，农村卫生环境大幅改善，群众卫生健康意识显著增强，但农村厕所粪污处理仍是突出短板。在具备条件的地方，应进一步加大农村厕所粪污与农村生活污水治理统筹推进力度；在条件有限的地方，应优先解决好粪污无害化处理，防止随意倾倒粪污污染环境。

一、处理方式

　　农村厕所粪污处理应立足当地经济发展水平和基础条件，因地制宜选择处理方式。主要有两种处理方式。

（一）厕所粪污与其他生活污水协同处理

　　厕所粪污与其他生活污水协同处理是指将农村厕所粪污与洗浴洗涤等其他生活污水纳入一套系统，同步处理。一般来说，采用一体化设施设备处理或利用管网收集后输送至污水处理厂处理等都属于常见的协同处理方式。

（二）厕所粪污与其他生活污水分离处理

厕所粪污与其他生活污水分离处理是指分别收集厕所粪污与洗浴洗涤等其他生活污水单独处理。一方面，厕所粪污单独收集处理后可转变为高效有机肥料，既可解决农村黑水处理难题，又能实现资源化利用。另一方面，分离处理可简化生活污水处理工艺，降低建设和运行成本。

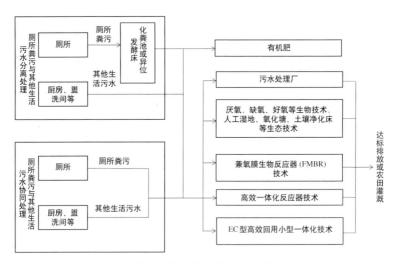

农村厕所粪污处理技术路线图

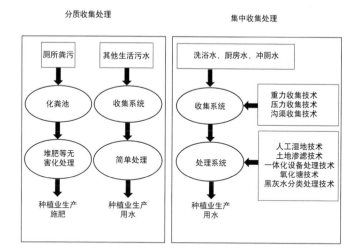

农村厕所粪污等生活污水系统解决方案工艺图

二、处理技术工艺

（一）厕所粪污单独处理

农村厕所粪污单独处理能更好地实现粪污资源化利用价值，在达到无害化处理效果的同时，也能解决厕所粪污污染环境与病原体传播问题。厕所粪污单独收集处理，主要有以下几种方式。

1.三格式化粪池

三格式化粪池是一种常规的厕所粪污处理设施，由3个存储、处理粪污的池体组成，各池之间通过过粪管相连。按照建设规模，一般分为用于厕所粪污集中处理的大三格化粪池和用于水冲式户厕的小三格化粪池；按建造材料，可分为砖砌式、砼预制式和现场浇筑式，以及塑料、玻璃钢一体化成型品等。该设施进行粪污无害化处理时，第一池对新鲜粪便进行沉淀和初步发酵，通过厌氧消化降解有机物、杀灭致病菌和虫卵等病原体；第二池继续对粪液进行深度厌氧发酵，灭杀残留的致病菌和虫卵等病原体；第三池用于存储发酵腐熟的粪液。厕所粪污在第一池停留处理不少于20天、第二池不少于10天、第三池不少于30天后，可清掏就地就近就农利用。

三格式化粪池符合我国大部分农村地区实际需要，是应用最广的卫生厕所，在我国华东、华北和中南部地区十分常见，具有结构简单、易施工、造价低、无能耗、运行费用低、维护管理简便、无害化效果好、产物肥效高等优点。但三格式化粪池需定期清理粪渣粪液、出水不能直接排放、受温度与水资源条件限制。在高寒地区要注意防冻，在干旱缺水地区不建议普及使用。

在设计建造方面，三格式化粪池有效容积是决定粪便无害化的关键因素，应根据使用人数、冲水量、粪污停留时间及清掏周期综合确定有效容积，一般情况下不要小于1.5米^3（表9）。为保证化粪池容量和构造合理，应严格按照建设标准执行，第一、第二、第三池容积比原则上按2：1：3建造。建议采用高效节水型卫生洁具，每次冲水量不超过2升。禁止将洗浴、洗涤等其他生活污水排入化粪池，如果冲水量过多，易影响粪便在化粪池内的发酵，从而影响粪便无害化处理效果，也会增加化粪池清掏频率和费用支出。

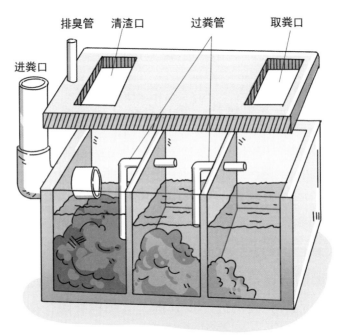

三格式化粪池处理

表9 三格式化粪池有效容积

项目	范围		
厕所使用人数	≤3	4～6	7～9
有效容积设置（米³）	≥1.5	≥2.0	≥2.5

在使用维护方面，三格式化粪池的运行管理事项可参照《农村三格式户厕运行维护规范》（GB/T 38837—2020）。化粪池的日常维护检查包括化粪池的水量控制、防漏、防臭、清理格栅杂物、清理池渣等工作。应定期检查化粪池的防渗设施，以免粪液渗漏污染地下水和周边环境；检查化粪池的密封性能，注意池盖是否盖好，防止池内恶臭气体溢出；化粪池运行 1～3 年后，应对化粪池池渣进行清理；在清渣或抽粪时，不得使用明火、吸烟等，以防发生爆炸；禁止直接从第一或第二池内抽取粪液。

在推广应用方面，各地因地制宜，在三格式化粪池技术基础上进行了改进，探索出了多种改进型。比如，三格式+土壤渗滤系统、三格式+集中处理、四格式化粪池等。三格式+土壤渗滤系统主要针对目前有些农村地区不用或少用粪肥的情况，利用土壤天然的自净能力，对经三格化粪池处理后的粪液再进一步处理，其结构有渗管型和渗坑型两种。三格式+集中处理，是将第三池粪水与生活污水通过下水管道收集后集中处理，适用于先前已建三格式户厕、且农户已不使用粪肥的地区。四格式化粪池，是在传统三格式化粪池的基础上，增加了一格，放上碎石、沙子、土壤，再种上美人蕉等根茎植物，利用植物、土壤的吸收、渗滤作用使污水进一步得到净化，相当于在厌氧生物处理系统的基础上增加人工湿地处理单元。

2.双瓮式化粪池

双瓮式化粪池由过粪管联通的两个化粪池组成，过去以混凝土模具制作、水泥预制为主，目前常用塑料模压预制，处理原理与三格式化粪池基本相同。前瓮用于粪便充分厌氧发酵、沉淀分层，以及杀灭病原菌、寄生虫卵；后瓮主要起储存作用，处理后的粪液可作为优质有机肥料。双瓮式化粪池结构简单、安装方便、造价较低、粪便无害化处理效果和肥效好。因双瓮体积较小，不适用于大容量水冲洗便器；出水污染物浓度较高，直接排放会造成二次污染，需经后续处理达标后排放或资源化利用。该技术适用于土层较厚、有粪肥需求的地区。

在设计建造方面，为保证化粪池容量和构造合理，应严格按照建设标准执行，双瓮式化粪池的单瓮有效容积不应小于0.5米^3，高度应大于1.5米。设计容积、深度、过粪管安装等应符合《农村户厕卫生规范》（GB 19379—2012）。塑料预制双瓮化粪池应符合《塑料化粪池》（CJ/T 489—2016）对原材料性能、池体外观、尺寸、密封性能等指标的要求。为达到无害化处理要求，应确保厕所粪污贮留的有效时间，双瓮式化粪池前瓮内粪污停留时间应不少于30天。为确保粪便停留时间达到技术要求，实现无害化处理效果，需考虑控制便器冲水量，采用节水型便器或高压冲水便器，禁止将洗浴、洗涤等其他生活污水排入前瓮内。在寒冷地区，考虑防冻问题，可采取将"双瓮"深埋、瓮体加脖增高等防冻措施；适当扩大瓮体容积，增加无害化处理时间，延长清掏周期；增加瓮体数量，变成三瓮或更多瓮体的串联。

在使用维护方面，后瓮内储存的粪液达到有效容积上限时，可采用人工清掏或吸粪车抽取，用作农田肥料，但要禁止直接从前瓮内抽取粪液利用。为确保粪液达到无害化效果，应肉眼观察后瓮中的粪液，若粪液顶层覆盖放射状的白色膜，粪液颜色为清褐色，没有浑浊，即为发酵好

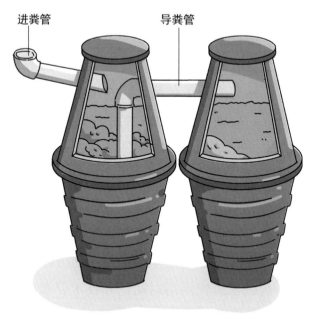

双瓮式化粪池处理

的粪液。前瓮粪渣沉积达到瓮体深度1/3时，应及时清理，不可直接用于农业施肥，可清淘后由农户分散堆肥或转运后集中生产有机肥。

在推广应用方面，也出现了一些改进型技术装备，如三瓮化粪池、双瓮+土壤渗滤系统、双瓮+集中处理系统等。三瓮式化粪池是在双瓮的基础上增加一个瓮，形成前、中、后3个瓮，这样的改进，可以增加无害化效果，增加使用人数。双瓮+土壤渗滤系统或集中处理系统的联用情况，与三格式化粪池改进型的原理基本类似。

3.三联通沼气池

三联通沼气池是一种将厕所、畜圈与沼气池联通起来的户用沼气发酵装置，可发酵处理人畜粪污、餐厨垃圾、农作物秸秆、尾菜、有机污水等有机废弃物。

在设计建造方面，应符合户用沼气池建造材料、设计参数、施工验收等方面相关标准的基本要求，可参照《户用沼气池设计规范》（GB/T 4750—2016）、《户用农村能源生态工程南方模式设计施工和使用规范》（NY/T 465—2001）、《户用农村能源生态工程北方模式设计施工和使用规范》（NY/T 466—2001）和《农村沼气"一池三改"技术规范》（NY/T 1639—2008）。沼气池容积一般小于50米^3，宜为6～12米^3，应综合考虑家庭人口、使用要求、发酵原料、产气率、地形、地质、地下水

位、气候特点、建池条件和材料、施工技术等，合理地
选定池形、池容和类型。农村户用沼气池形式多样，大
多由水压式沼气池、浮罩式沼气池、半塑式沼气池和罐
式沼气池4种基本类型发展而来，主要有圆筒形、球形、
椭圆形3种池形。

在使用维护方面，具体操作工艺可参照《农村户用沼
气发酵工艺规程》（NY/T 90—2014）。在南方地区粪便原
料不必进行预处理，但在北方地区沼气池初次启动时，粪
便原料需要在粪池中沤熟后使用。作物秸秆应铡短到6厘
米以下或粉碎。在接种物用量小于20%、鲜粪用量与风干
秸秆的重量比小于1：1时，启动时所用的秸秆原料应进
行堆沤处理。

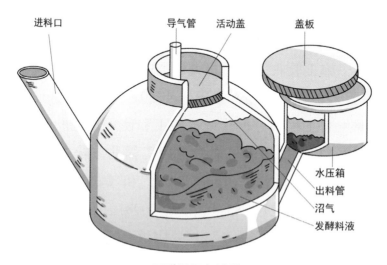

进料口　　　　导气管　活动盖　　　盖板

水压箱
出料管
沼气
发酵料液

三联通沼气池处理

　　沼气发酵启动时的发酵原料碳氮比值（C/N）应控制在 10：1～30：1。一般粪便等原料占 50%～60%（体积比），水占 40%～50% 较为适宜，料液干物质含量控制在 4%～6%。正常运转期间的进料浓度应当尽量大一些。干物质含量可以大于 8%，料液量最少要超过进料间和出料间下口上沿 10 厘米以上，最多不超过沼气池总容积的 90%，如水压式沼气池最大投料量不超过发酵间池容的 85%，浮罩式沼气池最大投料量不超过发酵间池容的 90%。当沼气发酵以秸秆原料为主，启动时应根据接种物用量的多少增加粪便调节碳氮比。正常发酵沼气池中的悬浮污泥、处理有机废水的厌氧消化器中的活性污泥、河流湖泊底层的沉渣、积粪坑的粪肥等，均可用作接种物。但不同的接种物，对沼气发酵启动的影响很大。优质的接种物外观发黑，略有臭鸡蛋味，在水中有气泡产生，挥发性固体含量不低于 3%。首次启动时，应将选取的接种物按 10% 以上的重量比加入，加大接种物的用量可加快发酵启动。

　　在正常运行期间，为了维持沼气池均衡产气，应定时进行补料。补加的秸秆原料应铡短或粉碎，并喷洒水或发酵液浸透。补料时要先出后进，进料量应等于出料量，一部分出料的发酵液可以循环使用。三联通沼气池每天都有一定量的人畜粪便进入，要及时通过自流或用沼液冲入发酵间内，保证原料被充分利用，且为确保无害化处理效果，粪便在常温沼气池中的停留时间应不少于45天。冬季到来之前，为防止池温大幅度下降和沼气池冻坏，应在沼气池表面覆盖柴草、塑料膜或塑料大棚。要在畜圈上搭保温棚，以防粪便冻结。使用沼气时，用户要严格按照沼气安全操作规程使用，必须经常检查输气管、阀门、接头、压力表和活动盖是否漏气；在沼气池出料或进池内维修时要严格按照规定程序操作，无论进入主池还是出料间、水压间，均必须按照规范程序和要求操作，不得违规下池清掏和维修。由于洗浴、洗衣污水直接进入沼气池会抑制微生物活性，进而影响粪污无害化处理及产气效果，所以应禁止其他生活污水排入沼气池。

在推广应用方面，三联通沼气池也出现了诸多改进类型。如采用双向泵沼液喷射搅拌，并通过改进导流板及出料口挡板的设置进一步加强料液循环，形成改进型"多能高效"沼气池，有效提高了厌氧发酵效果。利用沼气池壁"U"形导管连通水压间底部与沼气池上部气室的"上部回流三位一体"沼气池技术，使沼液冲圈冲厕、沼气池料液循环不畅、浮渣结壳和冬季增温等问题得到良好改善。有效结合太阳能暖房使用缓解了冬季沼气池因气温低而不能利用或利用率不高等缺点。通过沼气池前增设一池用于单独预处理人粪尿，再进入沼气池与猪粪尿混合处理的方法，大大延长了粪便停留时间，有效提高了处理效果。

4.沼气工程

沼气工程是集粪污处理与沼气、沼渣、沼液资源化利用为一体的系统工程，具有集中统筹处理厕所粪污、畜禽粪污、作物秸秆、餐厨垃圾等农业农村有机废弃物的优势。与三联通沼气池分散处理相比，沼气工程是一种集中收集处理的方法，需要通过管网或吸粪车收集厕所粪污，集中处理并进行"三沼"综合利用。沼气法既能够用于处理厕所粪污，又能够开发新能源，为农户提供肥料，从而取得综合利用效益。根据沼气工程的单体装置容积、总体装置容积、日产沼气量和配套系统的配置4项指标可将沼气工程分为特大型、大型、中型和小型4种类型。根据反

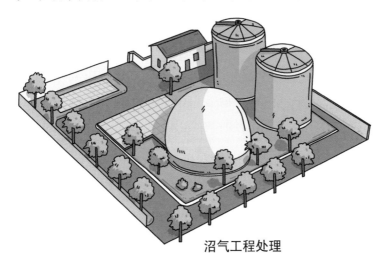

沼气工程处理

应器采用的厌氧消化工艺不同，可分为完全混合式厌氧反应器、升流式固体反应器、高浓度推流式反应器、升流式厌氧污泥床反应器、内循环厌氧反应器或颗粒污泥膨胀床反应器等。

沼气工程处理厕所粪污的无害化效果好，生成的沼气可以进行能源化利用，沼液和沼渣可以用作肥料。但建造技术复杂、一次性投入较大；同时对温度、湿度、填料均有较高要求；维修维护专业性强、技术要求高；应用范围受温度制约大。该技术适用于我国气候较温暖、有充足土地可供消纳沼液和沼渣的农村地区。

5.双坑（池）交替式厕所

双坑（池）交替式厕所是通常配备两个便器、交替使用的旱厕产品。每个便器对应1个独立的储粪坑（池），单个储粪池的容积一般不小于0.6米³。首次使用时，储粪池底部应铺一层干细土。每次便后用草木灰、粉碎秸秆、细土等覆盖，防止孳生蝇蛆并吸收臭气。当使用的第一个储粪池快满时，将其密封堆沤，同时启用第二个储粪池。储粪坑中集中收集的粪便经过半年以上的堆沤处理，充分分解沤熟后，可全部清出用作有机肥料。

建造双坑交替式厕所简便易行，但使用时有臭味，清掏费事，且寄生虫卵难以全部灭活。建议清出后先堆肥处理，再用作粪肥。如果不足半年清掏，也应采用二次堆

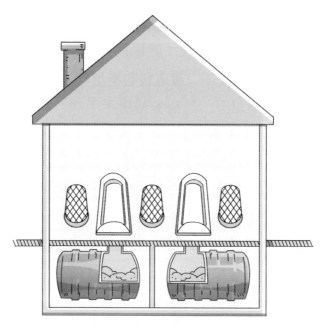

双坑（双池）交替式户厕处理

肥等方式对粪便进行处理，彻底实现无害化。该技术在干燥、缺水及寒冷地区以及有粪肥需求的地区，可推广使用。

6.粪尿分集式厕所

粪尿分集式厕所采用将粪便、尿液分别收集的设计，便器前部管道与储尿桶相连接，用于收集尿液；后部管道与储粪坑相连，用于收集粪便。便器设计封盖，防止蚊蝇进入、臭气外溢。

粪尿分集式生态卫生厕所是一种新型旱厕，与一般水冲厕和传统旱厕相比，具有工程造价低、占地面积小、免水冲、无需进行防冻处理、粪尿能有效资源化利用等优点，但不适合人口较多、覆盖材料不足的家庭，管理不好容易有臭味、蝇蛆等。该技术适用于干燥、缺水的地区，在寒冷地区也可推广使用。

粪尿分集式厕所使用时应注意，在新厕所使用前要在储粪池底部铺一层草木灰（5～10厘米）或干燥的尘土，用扫庭院的干尘土最好，除能吸湿除臭外，还能为微生物分解粪便提供适宜的环境，加快无害化处理速度。正常使用时，应注意尿不要流入储粪池，禁止用水冲刷大便。如厕后，在储粪坑中撒入一定量的灰（草木灰、干炉灰、细沙土、锯末或稻壳等），撒入量以能够覆盖粪便为宜。尿液储存7～10天后，用5倍水稀释后可用作液肥施用；粪可在储粪池内堆存半年到一年，经过脱水和长时间的储存，形成少量无害化的干化粪便，才可以肥料利用。

（二）厕所粪污与其他生活污水协同处理

协同处理是将粪尿、冲厕水和厨房、洗浴、洗涤等其他生活污水混合收集、一并处理的技术模式，主要采用生物处理、生态处理、生物生态组合处理，以及一体化处理装置处理。

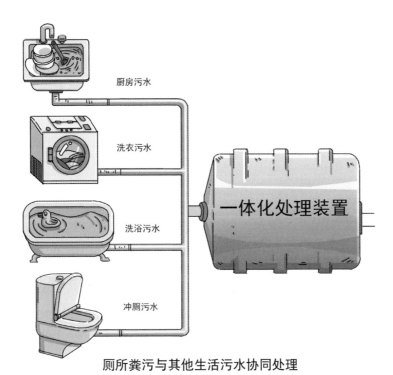

厨房污水

洗衣污水

洗浴污水

一体化处理装置

冲厕污水

厕所粪污与其他生活污水协同处理

1.生物处理

生物处理是利用微生物的代谢分解和吸收作用除去生活污水中氮、磷及有机污染物的技术。根据微生物对氧需求的不同，一般分为厌氧和好氧处理。厌氧生物处理，是利用缺氧条件下厌氧或兼氧微生物的代谢活动降解转化生活污水中有机污染物的方法。这种处理方法有机负荷高、降解有机污染物效率高、能耗低、污泥产生量相对较少，但对温度、pH等环境因素要求高。好氧生物处理，是利用好氧微生物的代谢活动降解转化有机污染物的方法。这种处理方法反应速度快、处理效率高、处理过程散发臭气较少，但需要设置曝气装置，运行费用相对较高，对管理要求也较高。

总体上说，生物处理技术占地面积小、成本低、出水水质好、可再生回用价值高，但运行费用、管理要求较高。常用的生物处理技术主要有生物接触氧化法、膜生物反应器法（MBR）、序批式活性污泥法（SBR）、厌氧生物滤池法、厌氧—缺氧—好氧（A^2/O）法等。

（1）生物接触氧化法

生物接触氧化处理设施主要由生物接触氧化池、填料、支架及曝气装置、进出水装置以及排泥管道等部件组成。其特征是池体中填充填料，通过曝气充氧，使氧气、污水和填料充分接触，填料上附着的微生物可有效去除污水中的悬浮物、有机物、氨氮、总氮等污染物。根据污水处理流程，生物接触氧化法可设置多个氧化池，进行接触氧化处理，常见的有一级接触氧化池和二级接触氧化池，污水出水水质要求较高时，也可根据需要增加多级接触氧化池。根据曝气装置位置的不同，生物接触氧化有分流式和直流式两种，分流式接触氧化是指先在单独的隔间内充氧，再让污水缓缓流入装有填料的反应区；直流式接触氧化是指直接在填充填料的池体底部进行曝气。按水流特征，生物接触氧化又分为内循环式和外循环式。内循环指污水单独在填料装填区内进行循环；外循环指污水在填料区内外形成循环。

　　生物接触氧化处理流程简单，占地面积小，对水质、水量波动有较强的适应性，污泥产量少、无污泥回流、无污泥膨胀，操作简单，较活性污泥法的动力消耗少，对污染物去除效果好。不足之处是需要加入生物填料，导致建设运行费用增高，且可调控性不强，总磷处理效果较差。该技术适用于有一定经济承受能力的农村地区，处理规模为单户、多户或村集中处理。在山区、丘陵地带可利用地势高差，通过跌水的方式减少机械曝气的电耗，降低运行成本。

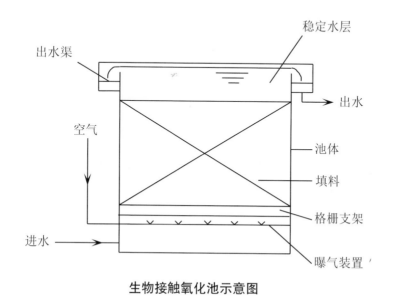

生物接触氧化池示意图

在设计建造方面，生物接触氧化池前端应设置格栅、沉淀池等预处理设施，以防止堵塞。沉淀单元可以是单独的沉淀池或一体化设备中的沉淀单元，已建设好且符合防水要求的化粪池也可作为沉淀池使用。此外，需要合理布置生物接触氧化池的曝气系统，实现均匀曝气，宜设计为鼓风曝气或机械搅拌曝气。接触氧化池的长宽比宜为 1∶1～2∶1，有效水深宜为 1.5～6.0 米。填料是决定生物接触氧化池处理效果的关键，装填要合理，防止堵塞，可采用适于长期浸入污水环境的弹性填料、软性填料及其组合。当使用悬挂填料时，应由下至上布置曝气区、填料层、稳水层，填料层高度宜为 2.5～3.5 米，稳水层高宜为 0.4～0.5 米，填料填充率宜为 50%～80%；当使用悬浮式填料时，填充率宜为 20%～50%。生物接触氧化池设计、建造具体要求应参照《生物接触氧化法污水处理工程技术规范》（HJ 2009）的相关规定。

表10　不同处理规模接触氧化池设计参数表

规模	池体尺寸	适宜填料	施工材料	备注
单户（0.2～1.0 米³/天）	底面积 0.3～0.5 米²，池高 1.0～1.5 米，填料层高度 0.6～1.0 米	软性、半软性	热塑性复合材料、聚氯乙烯（PVC）塑料材料、玻璃钢	均匀曝气

（续）

规模	池体尺寸	适宜填料	施工材料	备注
多户 （1.0～10 米³/天）	底面积2.0～4.0米²，池高1.2～1.8米，填料层高度0.8～1.3米	半软性、软性	热塑性复合材料、PVC（塑料）材料、玻璃钢	均匀曝气
村落 （>10米³/天）	底面积10～15米²，池高2.5～3.0米，填料层高度1.8～2.2米	球形、蜂窝状	钢板或钢筋混凝土	

在运行维护方面，在系统启动时，可投加污水处理厂的好氧污泥，或加入粪水驯化，闷曝3～7天后少量进水，并观察检测出水水质，逐渐增大进水流量至设计值，同时调整曝气量，保持气水比在15：1～20：1，反应池内溶解氧浓度维持在2.0～3.5毫克/升。正常运行时，需观察填料载体上生物膜生长与脱落情况，并通过调节气量防止生物膜大规模脱落；确定有无曝气死角，调整曝气头位置，保证均匀曝气；定期查看有无填料结块堵塞现象发生，如有堵塞应及时予以疏通；带有前置缺氧区的污水处理系统的出水氨氮浓度不能达到排放标准时，可减少剩余污泥排放量，提高好氧污泥龄，提高好氧段溶解氧水平，或适当延长曝气时间；定期排放沉淀池污泥，根据实际运行的进水量和水质调节系统的出水回流比和污泥回流比。带有前置缺氧区的污水处理系统出水总氮浓度不能达到排

放标准时，可根据出水中氨氮和总氮数据及相关排放标准优化硝态氮浓度，增大接触氧化池出水回流比、投加高浓度有机污水，以调节碳氮比，满足反硝化细菌对碳源的需要。生物接触氧化池运行管理可参照《生物接触氧化法污水处理工程技术规范（HJ 2009)》。

（2）膜生物反应器（MBR）法

膜生物反应器是一种由膜分离单元与生物处理单元相结合的新型污水处理系统。通过膜分离技术与传统污水处理技术有机结合，提高固液分离效率及生化反应速率，同时减少污泥产生量，解决传统处理工艺存在的突出问题，能够有效保证出水回用水质。膜生物反应器分离膜组件形式多样，按照不同结构可分为平板膜、管状膜和中空纤维膜等，可与生物反应器构成分置式、一体式和复合式等多种组合方式。

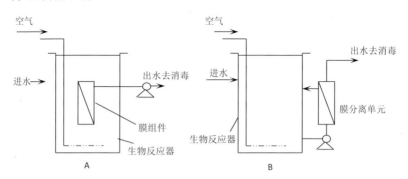

膜生物反应器示意图

（A为内置浸没式膜组件；B为外置式膜分离单元）

　　膜生物反应器出水水质好，优质稳定，处理负荷高，剩余污泥产量少，可去除氨氮及难降解有机物，不需要设置沉淀池及过滤系统，出水可直接回用，操作较简单，易于实现自动控制。不足之处是氮磷去除率低，工程造价高，膜使用寿命有限，运行维护成本较高。该技术适用于经济条件较好、对出水水质要求较高的地区。

　　在设计建造方面，应注意按污水性质、污染物浓度和处理要求，选择膜生物法的工艺类型、系统和设备以及配套设施。对易于产生膜污堵的污水，宜采用外置式膜生物法处理系统。当仅考虑去除碳源时，宜采用典型的好氧膜生物反应器；当去除碳源兼顾脱氮时，宜采用典型的缺氧/好氧膜生物反应器工艺；当去除碳源并兼顾脱氮除磷时，宜采用缺氧/好氧、厌氧/缺氧/好氧、多段缺氧/好氧等膜生物反应器工艺。当生物除磷效果不能满足排放标准要求时，应加设化学除磷装置。当水质和（或）水量变化大时，宜设置调节水质和（或）水量的设施。膜生物池的设计应符合《膜生物法污水处理工程技术规范》（HJ 2010）的相关规定。中空纤维帘式膜组件应符合《中空纤维帘式膜组件》（GB/T 25279）的相关规定。一体化膜生物反应器应符合《环境保护产品技术要求膜生物反应器》（HJ 2527）的相关规定。

　　在运行维护方面，应定期检测各生化池的溶解氧浓度和混合液悬浮固体浓度，当浓度值超出规定的范围时，应及时调节曝气量。膜系统运行前，须排除膜组件和出水管路中的空气。当污水中含有大量的合成洗涤剂或其他起泡物质时，膜生物反应池会出现大量泡沫，此时可采取喷水的方法解决，但不可投加硅质消泡剂。当膜生物反应池出水浑浊时，应重点检查膜组器和集水管路上的连接件，查看是否松动或损坏，如有损坏应及时更换。

活性污泥的培养是影响MBR反应器处理效果的重要因素，一般分间歇培养和连续培养。间歇培养是指在生物反应池内接种一定量的活性污泥，开启鼓风机曝气，控制溶解氧在2.0 ~ 2.5毫克/升范围内，随时检测溶解氧、酸碱度、混合液悬浮固体浓度，用显微镜观察生物相变化，检测上清液化学需氧量达到设计去除率时，即培养出成熟的活性污泥。连续培养是指生物反应池内有一定量的活性污泥，连续培养数日，活性污泥即可达到设计浓度。膜生物反应器运行管理事项可参照《膜生物法污水处理工程技术规范》（HJ 2010）的相关规定。

膜生物反应池进水宜符合表11的各项限值。

表11　膜生物反应池进水水质要求　　单位：毫克／升

指标	COD_{Cr}	BOD_5	TSS	$NH_3\text{-}N$	动植物油	pH
限制	< 500	< 300	< 150	< 50	< 30	6 ~ 9

注：对不符合以上水质要求的污水，应进行预处理。

(3) 序批式活性污泥法（SBR）

序批式活性污泥法是按间歇曝气方式来运行的活性污泥污水处理技术。在同一反应器中，按时间顺序重复进水、曝气、沉淀、排水和待机5个工序，这5个阶段称为一个循环。厌氧和好氧阶段交替进行，有利于去除有机物。由于只有一个反应池，不需二沉池、回流污泥及设备，一般情况下不设调节池，多数情况下可省去初沉池，故节省占地和投资，耐负荷冲击且运行方式灵活，可以从时间上安排曝气、缺氧和厌氧的不同状态，实现脱氮除磷的目的。在工程应用实践中，序批式活性污泥法传统工艺逐渐产生了多种新的变型，主要有循环式活性污泥法（CASS或CAST工艺）、连续和间歇曝气工艺（DAT-IAT工艺）、交替式内循环活性污泥工艺（AICS工艺）等。普通的序批式活性污泥法反应池为矩形，主要由进出水管、剩余污泥排除管、曝气器和滗水器等几部分组成。曝气方式可采用鼓风曝气或射流曝气。滗水器是一类专用排水设

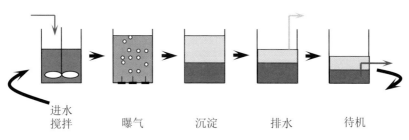

进水   曝气   沉淀   排水   待机
搅拌

序批式活性污泥法工艺流程图

备，是一种可以随水位高度变化而调节的出水堰，排水口设置在水面下一定深度，可以防止浮渣进入。

序批式活性污泥法的生化反应推动力大，处理效率较高，运行效果稳定，能有效抵抗水量变化和有机污染物冲击负荷，运行方式灵活多样，可生成多种工艺路线，工艺简单、处理设备少、便于操作和管理维护、设施占地面积小，反应池内存在溶解氧和五日生化需氧量浓度梯度，能有效控制活性污泥膨胀，通过调节运行方式可脱氮除磷。

不足之处是对自控系统的要求较高，间歇排水导致池容利用率偏低。在实际运行中，污水排放规律与间歇进水特点不匹配，特别是当水量较大时，需配置多套反应池并联运行，增加了控制系统的复杂性和建设运行成本。该技术适于经济较发达、污水水量变化大和出水水质要求高的农村地区。

在设计建造方面，序批式活性污泥法工艺设计应参考《序批式活性污泥法污水处理工程技术规范》（HJ 577）。实际应用中，应根据去除碳源、脱氮、除磷、保持好氧污泥稳定等不同要求及外部环境条件，选择适宜的技术工艺。以脱氮为主要目标时，宜选用低污泥负荷、低充水比的工艺；以除磷为主要目标时，宜选用高污泥负荷、高充水比的工艺。建议序批式活性污泥系统采用自动控制，序批式生物池应根据工艺时序设定时间自动运行，变水位序批式生物池还应设定液位参与控制。

反应池的数量不宜少于2个。反应池的设计参数包括周期数、充水比、需氧量、污泥负荷、产泥量、污泥浓度、污泥龄等。可采用鼓风曝气、机械表面曝气或潜水曝气等充氧方式，曝气装置应具有防堵塞功能。进水水温通常控制在 $12 \sim 35℃$。进水水质要求：pH为 $6 \sim 9$，BOD_5/COD 不小于 0.3；当有去除氨氮要求时，进水总碱度（以 $CaCO_3$ 计）/ 氨氮（NH_3-N）的值宜不小于7.14；当有脱氮要求时，进水的 BOD_5/总氮的值宜不小于4.0，总碱度（以 $CaCO_3$ 计）/ 氨氮的值宜不小于3.6；当有除磷要求时，进水 BOD_5/总氮的值宜不小于17；当有一并脱氮除磷要求时，宜同时满足上述两个条件。

在运行维护方面，定期检测运行控制指标和进出水水质；经常观察活性污泥的颜色、状态、气味、生物相以及上清液透明度；注意沉淀工序结束时的污泥界面下降距离，污泥界面至最低水面距离不宜小于500毫米；反应池排泥量可根据污泥沉降比、混合液污泥浓度和静止沉淀结束时的污泥层高确定；定期检查滗水器排水的均匀性、灵活性、自动控制的可靠性；在设定运行周期不变的情况下，实际进水流量发生变化时，可采用调整排水比（或充水比）的方法保证各反应池的配水均匀；处理水量变化较大时，需按高峰期日处理水量、低谷期日处理水量、日均处理水量调整运行周期；一天中设施进水流量随时间变化较大时，可以调节进水流量，保证排水比（充水比）相对稳定、反应池处于良好运行状态。管理事项应参考《序批式活性污泥法污水处理工程技术规范》（HJ 577）。

（4）厌氧生物滤池法

厌氧生物滤池法是一种利用反应池内装填微生物载体（即滤料）进行厌氧处理的技术。厌氧微生物附着在滤料上，形成厌氧生物膜，生物膜与填充材料一起形成滤床。该技术主要有 2 个功能：一是降解有机物并提高污水的可生化性；二是对有机物进行厌氧水解、酸化并产生沼气。运行状态良好的厌氧生物滤池对化学需氧量去除率为 40% ~ 60%。厌氧生物滤池根据水流方向的不同，可分为升流式和降流式两大类，降流式厌氧生物滤池亦称降流式固定膜反应器（DSFF）。近年来也出现了升流式混合型厌氧反应器。厌氧生物滤池主要包括布水系统、填料（反应区）、沼气收集系统、出水管。此外，有的还具有回流系统。填料是厌氧生物滤池的主体，作为生物膜的载体，其种类、密度和放置方式等不同也会影响到滤池的生物附着情况、布水性能等，从而影响系统的运行效果。

厌氧生物滤池的有机负荷较高，抗冲击负荷能力较强，启动时间短，停止运行后易再启动，不需污泥回

流，运行管理方便，运行稳定性较高。不足之处在于，
滤池底部容易堵塞，不太适合处理悬浮物浓度较高的污
水；对布水装置要求较高，否则，易发生短流；对氮、
磷等污染物去除效率较低。该技术适用于处理成本控制
要求高、出水水质要求低的生活污水处理工程，可作为
经化粪池处理后，人工湿地或土地渗滤系统处理前端的
处理单元。

　　在设计建造方面，厌氧生物滤池有效停留时间不宜
少于48小时。污水进入量应可调节，进水水量应具备
10%～20%的进水量超负荷调节能力。厌氧反应池应保持
一定的密闭性，以保持污水处理温度相对稳定。厌氧反应
池应达到水密性与气密性的要求，应采用不透气、不透水

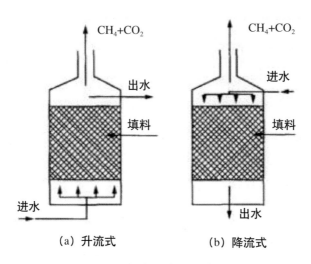

(a) 升流式　　　　　(b) 降流式

厌氧生物滤池示意图

的建筑材料，内壁及管路应进行防腐。厌氧反应池应设置取样口、检修孔。设计时应考虑足够的检修空间，底部应设置排泥导管，便于清理沉积污泥。厌氧反应池布水应避免水流短路、沟流；升流式厌氧生物滤池的布水系统设于池底，池顶部设有沼气收集管。厌氧反应池填料应具备比表面积大、生物膜易于附着、耐腐蚀、高强度、孔隙率高、易获取等特点，一般宜采用碎石、卵石、炉渣、焦炭等作为填料。用作填料的塑料制品应抗老化、比表面积大。常用的填料包括网状填料、蜂窝状填料、波纹板状填料等，比表面积一般为 $100 \sim 300$ 米^2/米^3，孔隙率一般为80%~95%。滤池的设计计算可参照《给水排水设计手册》厌氧生物滤池的公式。

在运行维护方面，厌氧生物滤池启动时，可采用污泥接种，污泥接种量一般不少于水量的8%~10%。接种污泥来源于已有的、运行良好的厌氧系统。通过微生物的增殖和驯化，使反应器的生物量达到预定的污泥浓度和活性，即完成了厌氧生物滤池的启动，该反应器就可以在设计负荷下正常运行。根据进水污染物浓度定期排放污泥，排泥时保证留有1/3 ~ 1/2的剩余污泥。正常运行后，应定期检查进、出水口和排气口，保证排水、排气通畅。定期检查填料是否破损和堵塞，及时对造成厌氧生物滤池堵塞的填料进行局部更换。

(5) 厌氧—缺氧—好氧活性污泥法（A²/O）

这是一种通过对厌氧、缺氧和好氧处理进行不同组合，结合污泥回流利用的污水处理技术。通过好氧区混合液回流到缺氧区来去除水中的氮，通过沉淀区污泥回流到厌氧区来去除水中的磷，从而达到脱氮除磷的目的。该法由厌氧池、缺氧池和好氧池三部分组成。池体一般为矩形，主要由进出水管、剩余污泥排放管、曝气机、混合液回流管、污泥回流管及污泥回流泵等组成。厌氧池主要降解有机物和释放磷，缺氧池主要降解有机物和脱氮，好氧池进一步降解有机物，实现氨氮硝化和磷吸收的同步进行。

厌氧—缺氧—好氧活性污泥法设施占地面积较小，工艺设计方法成熟，设计参数易调试，能够同时脱氮除磷、有机物降解率高，且污泥沉降性能好。不足之处是生物脱氮效果易受内回流比影响，聚磷菌和反硝化菌需要易利用碳源。该技术适用于出水水质要求较高的农村，如水源地、湖泊河流沿岸等环境敏感区。

在设计建造方面，应根据当地的进水水质和处理要

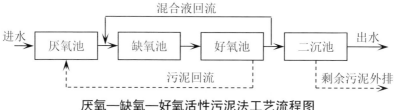

厌氧—缺氧—好氧活性污泥法工艺流程图

求，选择适宜的工艺类型。进水水质和进水量变化较大时，宜设置调节水质和水量的设施。曝气方式应结合供氧效率、能耗、维护检修、气温和水温等因素进行综合比较后确定。好氧池的曝气装置应布置合理，不留有死角和空缺区域；厌氧池和好氧池宜采用机械搅拌，选用安装角度可调的搅拌器；回流设施宜分别按生物处理工艺系统中的最大污泥回流比和最大混合液回流比设计（表12）。厌氧—缺氧—好氧活性污泥法的设计应参考《厌氧—缺氧—好氧活性污泥法污水处理工程技术规范》（HJ 576）。

表12　A²/O法生物脱氮除磷的主要工艺参数

项目	单位	参数值
BOD污泥负荷（Ls）	千克/（千克·天）	0.1 ~ 0.2
污泥浓度（X）	克/升	2.5 ~ 4.0
污泥龄（θ_c）	天	10 ~ 18
污泥产率	千克/千克	0.3 ~ 0.5
需氧量	千克/千克	1.1 ~ 1.6
水力停留时间	小时	7 ~ 14 其中厌氧段1 ~ 2 缺氧段0.5 ~ 3.0
污泥回流比	%	20 ~ 100
混合液回流比	%	≥ 200

（续）

项目	单位	参数值
总处理效率	%	85 ~ 95（BOD$_5$）
	%	5 ~ 75（总磷）

在运行维护方面，运行中应定期检测各池内的溶解氧（DO）和氧化还原电位（ORP），经常观察活性污泥生物相、上清液透明度、污泥颜色、状态、气味等，定期检测和计算反映污泥特性的有关参数，根据观察到的现象和检测数据，及时调整进水量、曝气量、污泥回流量、混合液回流量、剩余污泥排放量等，确保出水稳定达标。出水水质的检测结果是运行参数优化的重要参考依据。当出水氨氮超标时，可通过减少剩余污泥排放量、提高泥龄、提高好氧段溶解氧等方式调节，必要时适当补充碱度。当出水总氮超标时，可通过降低缺氧段溶解氧、提高进水中BOD$_5$/总氮比值或增大好氧混合液回流量进行调节。当出水总磷超标时，可通过提高厌氧段溶解氧、提高进水中BOD$_5$/总磷比值或增大剩余污泥排放量进行调节。运行管理事项应参考《厌氧—缺氧—好氧活性污泥法污水处理工程技术规范》（HJ 576—2010）。

2.生态处理

生态处理是主要依靠自然环境中的微生物、植物以及土壤构建的自然生态体系，经过滤、吸收和分解作用净化污水的处理技术。一般常用生态处理技术有人工湿地、稳定塘、土地处理系统等。总体上来说，生态处理方法通常工艺简单，投入较低、能耗低、运行管理方便，但占地面积大、易受气候条件影响，出水水质随季节变化大，达标排放稳定性较差。

（1）人工湿地

这是一种通过人工设计、改造而成的半生态型污水处理系统，主要由土壤基质、水生植物和微生物三部分组成。按其内部的水位状态可以分为表面流湿地和潜流湿地，而潜流湿地又可以按水流方向分为水平潜流湿地和垂直潜流湿地。总体看，人工湿地基建投资和运行费用低，维护管理简便，水力负荷远高于天然湿地，对氮、磷和难降解有机物具有较好的处理效果，湿地植物有一定的经济价值和景观功能。不足之处是污染负荷低，占

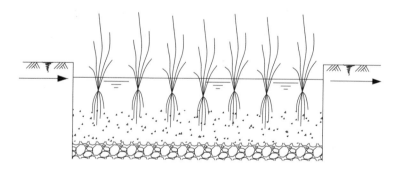

表面流人工湿地结构示意图

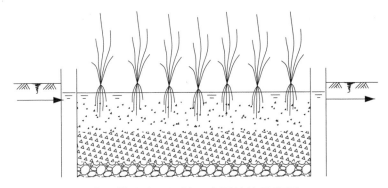

水平潜流人工湿地示意图结构示意图

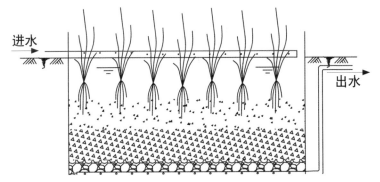

垂直潜流人工湿地结构示意图

地面积大，设计不当容易堵塞，净化效果受气候和植物生长影响大。此外，易滋生蚊蝇，处理不当易造成二次污染。该技术适合在资金短缺、土地面积相对丰富的农村地区应用，不仅可以治理农村生活污水、保护水环境，而且可以美化环境，节约水资源。

在设计建造方面，应当根据实际情况因地制宜进行设计。人工湿地的设计主要涉及污染负荷、湿地面积、湿地床结构、基质材料选择、植被选择、水力状况、进水和排水周期等方面。设计时首先确定污水的水量和水质，并根据当地的地质、地貌、气候等自然条件选择合适的人工湿地类型，然后根据相应的湿地类型设计。人工湿地污染负荷低，其进水污染物浓度特别是悬浮物浓度不能太高，否则容易堵塞。不同类型人工湿地污染负荷取值范围变化较大。设计水质可参照《室外排水设计规范》（GB 50014）有关规定（表13）。

表13　人工湿地系统进水水质要求　　　单位：毫克／升

人工湿地类型	BOD_5	COD_{Cr}	SS	$NH_3\text{-}N$	TP
表面流人工湿地	≤ 50	≤ 125	≤ 100	≤ 10	≤ 3
水平潜流人工湿地	≤ 80	≤ 200	≤ 60	≤ 25	≤ 5
垂直潜流人工湿地	≤ 80	≤ 200	≤ 80	≤ 25	≤ 5

不同类型的人工湿地系统主要参数设计见表14。

表14　人工湿地的主要设计参数

人工湿地类型	BOD_5负荷 [毫克／（米^3·天）]	水力负荷 [米^3／（米^2·天）]	水力停留时间（天）
表面流人工湿地	15 ～ 50	< 0.1	4 ～ 8
水平潜流人工湿地	80 ～ 120	< 0.5	1 ～ 3

（续）

人工湿地类型	BOD$_5$负荷 [毫克/（米^3·天）]	水力负荷 [米^3/（米^2·天）]	水力停留时间（天）
垂直潜流人工湿地	80 ~ 120	0.4 ~ 0.8	1 ~ 3

　　人工湿地的设计面积根据拟处理的水量确定，包括常规的污水水量和汇流区域内的暴雨径流量。水平潜流人工湿地单元的面积宜小于800平方米，垂直潜流人工湿地单元的面积宜小于1 500平方米。

　　潜流人工湿地单元的长宽比宜控制在3∶1以下。规则的潜流人工湿地单元的长度宜为20 ~ 50米；对于不规则的潜流人工湿地单元应考虑均匀布水和集水。潜流人工湿地水深宜为0.4 ~ 1.6米，水力坡度宜为0.5% ~ 1%。

　　表面流人工湿地单元的长宽比宜控制在3∶1 ~ 5∶1；当区域受限，长宽比＞10∶1时，需要计算死水曲线。水深宜为0.3 ~ 0.5米，水力坡度宜小于0.5%。

　　人工湿地基质的选择应根据机械强度、比表面积、稳定性、孔隙率及表面粗糙度等因素确定，所选基质应达到设计要求的粒径范围。对出水的氮、磷浓度有较高要求时，建议选用功能性基质，可提高处理效率。潜流人工湿地基质层的初始孔隙率宜控制在35% ~ 40%，基质层的厚度应大于植物根系所能达到的最深处。人工湿地系统多采用碎石、砂子、矿渣等基质材料作为填料。

人工湿地宜选用耐污能力强、根系发达、去污效果好、具有抗冻及抗病虫害能力、有一定经济价值、容易管理的本土植物。种植土壤的质地宜为松软黏土或壤土，厚度宜为20～40厘米，渗透系数宜为0.025～0.35厘米/小时。人工湿地的设计可参考《人工湿地污水处理工程规范》(HJ 2005) 及《建筑给水排水设计规范》(GB 50015)。

在运行维护方面，应适时调节水位，定期检测进出水水质，强化预处理，减轻人工湿地系统的污染负荷。人工湿地在低温运行时，要做好保温措施，保证水温不低于4℃，定期测试冻土深度，掌握人工湿地系统的运行状况。应加强植物的病虫害和杂草控制，在控制过程中防止引入新的污染源，尽量避免使用除草剂和杀虫剂。湿地运行过程中，应及时割除部分枯萎植物，并运出湿地。运行过程中常用的防堵塞措施有，控制污水进入人工湿地系统的悬浮物浓度、定期清淤、适当地采用间歇运行方式、局部更换人工湿地系统的基质。人工湿地的运行管理可参考《人工湿地污水处理工程技术规范》(HJ 2005)。

(2) 稳定塘

稳定塘也称氧化塘或生物塘，是利用天然水体中存在的微生物、藻类对生活污水进行好氧、厌氧生物处理的天然或人工池塘。通过生物自净作用，在自然条件下完成生活污水的生物处理，可作为农村生活污水处理的深度处理技术。

稳定塘有多种类型，按照塘的使用功能、塘内生物种类、供氧途径进行划分，一般可分为好氧塘、兼性塘、厌氧塘、曝气塘和生态塘。生态塘（深度处理塘）适用进水污染物浓度低的深度处理，塘中可种植芦苇、茭白等水生植物，以提高污水处理能力。

稳定塘能充分利用地形，结构简单、建设费用低、处理成本低，操作管理相对容易，不仅具有较好的BOD去除效果，还有去除氮磷、病原菌、重金属等效果。不足之处是占地面积大，处理效率相对较低，处理效果受季节条件影响大，可能产生臭味及孳生蚊蝇，不宜建设在居住区附近。该技术适用于资金短缺、土地面积相对丰富的农村地区，用于处理中低污染物浓度的生活污水。实践中可考虑采用村内现有坑塘和洼地、荒地、废地、劣质地等，降低建设成本。

在设计建造方面，稳定塘可根据有机污染负荷、塘深和水力停留时间等参数进行设计。当进水污染物浓度较低时，一般设计为好氧塘或生态塘；当进水污染物浓度较高时，可设计为厌氧塘或曝气塘；污水水质介于两者之间时，通常设计为兼性塘。

厌氧塘、兼性塘、曝气塘通常按BOD表面负荷确定水面面积。设计数据应由试验资料确定，当无试验资料时，可根据污水水质、处理程度、当地气候和日照等条件，按表15选取。

表15　各种污水稳定塘工艺设计参数

塘型		BOD₅表面负荷 [千克BOD₅/ （公顷·天）]	单元塘水力停留时间（天）	有效水深（米）	处理效率（％）
厌氧塘		400	1 ~ 3	3 ~ 5	30 ~ 70
兼性塘		70 ~ 100	5 ~ 15	1.2 ~ 1.5	60 ~ 80
好氧塘	常规处理塘	20 ~ 30	3 ~ 10	0.5 ~ 1.2	60 ~ 80
	深度处理塘	< 10		0.5 ~ 0.6	40 ~ 60
曝气塘	部分曝气塘	200 ~ 300		3 ~ 5	60 ~ 80
	完全曝气塘	200 ~ 400		3 ~ 5	70 ~ 90

选用的水生植物应具有净水效果良好、耐污能力较强、利用价值较高和收获容易等特点。好氧塘和生态塘中水生植物应多取用当地野生品种，适应性强，成活率较高，从而减少造价。污水进入稳定塘前应经过化粪池、厌氧、生物接触氧化等预处理，以确保处理效果达到设计要求。稳定塘应尽量远离居民区，且应位于居民区的下风向，防止水体散发臭气和孳生的蚊虫的侵扰。稳定塘的设计应参考《污水稳定塘设计规范》（CJJ/T 54—93）及《室外排水设计规范》（GB 50014）。

在运行维护方面，稳定塘运行管理相对简单。日常维护应定期观察塘内的水生生物的生长，若水生生物过度生长，特别是藻类的快速繁殖会导致出水水质下降；应定期检测运行控制指标和进出水水质；定期测量进出水流量，检查塘是否出现渗漏；如果周边有地下水，可抽取地下水进行检测，查看是否受到塘水的下渗污染。

（3）土地处理系统

土地处理系统主要利用土壤过滤粪液等生活污水，并借助土壤微生物和土壤表面植物对污染物降解转化，实现厕所粪污等生活污水的净化处理。根据系统中水流速率和流动轨迹的不同，可分为慢速渗滤、快速渗滤、地表漫流和地下渗滤系统等类型。

慢速渗滤系统是将污水投配到种有作物的土壤表面，污水中的污染物在流经地面土壤—植物系统时得到充分净

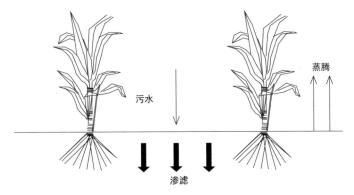

慢速渗滤系统示意图

化的一种土地处理系统。污水投配方式可采用沟灌及可升降的或可移动的喷灌系统。

　　快速渗滤系统是将污水有控制地投配到具有良好渗滤性能的土壤中，使污水得到净化处理的高效土地处理系统。

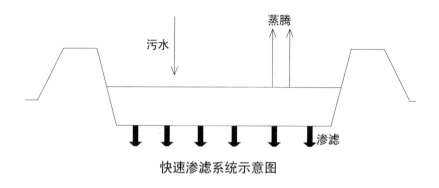

快速渗滤系统示意图

　　地表漫流系统是将污水有控制地投配到坡度和缓均匀、土壤渗透性低的坡面上，使污水在坡面上缓慢流动过程中得到净化的土地处理系统。坡面通常种植青草，防止土壤被冲刷流失。

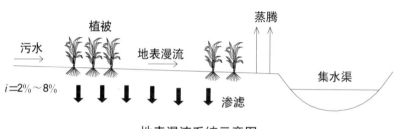

地表漫流系统示意图

地下渗滤是将污水有控制地投配到距地表一定深度、具有一定构造和良好扩散性能的土层中，使污水在土壤的毛细管浸润和渗滤作用下，向周围扩散且达到净化污水要求的土地处理工艺系统。

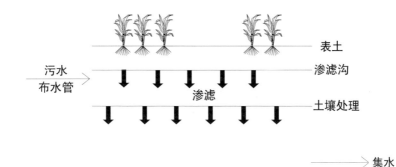

地下渗滤系统示意图

土地处理系统工程简单，使用机电设备少，维护方便，处理能耗低，建设运行成本低，对污水的缓冲性能较强。可以与农业利用相结合，利用植物吸收污水中氮、磷等物质，实现资源再利用，同时绿化环境，可充分利用废劣土堤、坑塘洼地建设，节省基建投资。不足之处是污水停留时间长，占地面积大；受季节、气温、光照等自然因素影响大，处理效果不稳定；防渗处理不当，可能污染地下水；不能直接用于过高浓度污水的处理，否则会引起臭味和蚊虫孳生。该技术适用于资金短缺、土地面积相对丰富的农村地区，在净化污水的同时，又可实现资源化利用。

在设计建造方面，土地处理技术的工艺类型选择，主要根据进水水量、出水要求、土壤性质、地形条件等确定。各类型土地处理系统的具体设计参数与工艺特点如表16所示。土地处理系统的设计应参考《室外排水设计规范》（GB 50014）进行。

表16　土地处理系统设计事项表

废水投配方式	表面布水高压喷洒	表面布水	表面布水或高低压布水	地下布水
水力负荷（厘米/天）	1.2～1.5	6～122	3～21	0.2～4.0
预处理最低程度	一级处理	一级处理	格栅筛滤	化粪池、一级处理
投配污水最终去向	下渗、蒸散	下渗、蒸散	径流、下渗、蒸散	下渗、蒸散
植物要求	谷物、牧草、森林	无要求	牧草	草皮、花木
适用气候	较温暖	无限制	较温暖	无限制
达到处理目标	二级或三级	二、三级或回注地下水	二级、除氮	二级或三级
占地性质	农牧林	征地	牧业	绿化
土层厚度（米）	>0.6	>1.5	>0.3	>0.6
地下水埋深（米）	0.6～3.0	淹水期：>1.0 干化期：1.5～3.0	无要求	>1.0
土壤渗滤系数	≥0.15，中	≥5.0，快	≤0.5，慢	0.5～5.0，中

（续）

废水投配方式	表面布水高压喷洒	表面布水	表面布水或高低压布水	地下布水
场地条件（坡度）	种作物不超过20%，不种作物不超过40%	不受限制	2%～8%	
系统特点				
运行管理	种作物时管理严格	简单	比较严格	
系统寿命	长	磷去除率可能限制系统使用寿命	长	
对土壤的影响	较小	可改良砂荒地	小	

在运行维护方面，土地处理系统是一种无动力或微动力的粪污处理技术，主要利用土壤自然降解能力实现净化处理，运行维护简单方便。土壤堵塞是影响土地处理系统长期稳定运行的关键问题，应加强处理系统的预处理，降低系统有机负荷；根据系统处理水质的要求，选择渗透性能适中的渗滤介质；定期检查填料层，预防堵塞导致处理效率下降；定期对系统表面进行松土、割除杂草，确保表面土壤疏松。土地处理系统的运行管理可参考《分地区农村生活污水处理技术指南》（建村〔2010〕149号）。对于北方地区，冬季地表结冰会引起土地处理系统渗滤效果下降，运行时要特别注意防寒，必要时采取防寒处理措施。

3.生物生态组合处理

生物生态组合处理是生物处理技术与生态处理技术的综合运用。生物处理主要是去除一部分有机污染物，生态处理是对前序单元出水进行进一步的脱氮除磷。单一的生物或生态处理技术各有优缺点及适用范围。生物处理技术成本较高，而生态处理技术占地面积大，且人工湿地系统、土地处理系统等生态处理技术易发生堵塞。一般情况下，使用单项的生物或生态处理技术处理，往往不易达到理想效果，但将多项生物或生态处理多级组合，优势互补，可大幅提高处理效能，同时增强处理系统出水水质的稳定性。

采用前段生物处理和后段生态处理相结合的工艺，组合灵活多样，可衍生出多种组合处理工艺。一般常用于农村厕所粪污等生活污水处理的生物生态组合工艺有 A^2/O+人工湿地或稳定塘、厌氧+跌水充氧接触氧化+人工湿地、厌氧+生物滤池+人工湿地、厌氧生物膜池+稳定塘等。

生物生态组合处理工艺前段的生物处理降低了污染负荷，使得后段生态处理单元设计占地面积减小，进水负荷降低，除磷脱氮效果增强，出水水质稳定；但后段生态处理同样存在易受气候条件影响，出水水质随季节变化的缺陷。处理组合工艺可根据进出水质、排放要求及经济指标选择（表17）。

表17　农村厕所粪污处理推荐生物生态组合工艺

序号	工艺组合	适用性与排放指标
1	预处理+人工湿地	分散型污水处理
2	预处理+土地快速渗滤	污水有机负荷较低
3	预处理+兼性塘	污水排放COD≤100毫克/升，BOD_5≤30毫克/升，TP≤3毫克/升
4	预处理+厌氧生物滤池+兼性塘	分散型污水处理
5	预处理+厌氧生物滤池+人工湿地	污水有机负荷较低
6	预处理+厌氧生物滤池+土地快速渗滤	污水排放COD≤60毫克/升，BOD_5≤20毫克/升，TN≤20毫克/升，TP≤1毫克/升
7	预处理+生物接触氧化+好氧塘	集中型污水处理
8	预处理+生物接触氧化+人工湿地	污水有机负荷较高
9	预处理+生物接触氧化+土地处理系统	污水排放COD≤50毫克/升，BOD_5≤10毫克/升，TN≤15毫克/升，TP≤0.5毫克/升
10	预处理+A^2/O+人工湿地	
12	预处理+序批式活性污泥法+人工湿地	集中型污水处理
13	预处理+序批式活性污泥法+土地快速渗滤	污水有机负荷较高
14	预处理+序批式活性污泥法+好氧塘	污水排放COD≤30毫克/升，BOD_5≤50毫克/升，TN≤10毫克/升，TP≤0.5毫克/升

生物生态组合处理工艺有多种类型。如使用"厌氧池—跌水充氧接触氧化—人工湿地"模式治理厕所粪污等生活污水,无需在生物处理单元设计除磷脱氮功能,简化处理工艺,降低建设成本,经过生物处理技术处理后进入人工湿地的污水有机负荷减小,既可达到出水水质要求,又可节省设施占地面积。

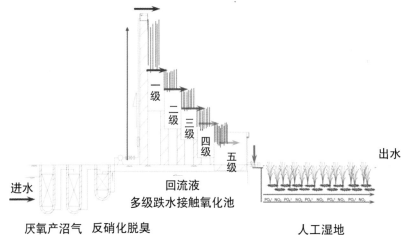

厌氧池—跌水充氧接触氧化—人工湿地组合工艺

4.一体化处理

一体化处理技术集成化程度高、结构紧凑、处理效果好、占地面积小、使用简便,适用于分散农户的厕所粪污等生活污水的处理。根据结构及采用的工艺不同,主要有净化槽、A/O一体化处理装置、MBR一体化处理装置、

A^3/O 移动床生物膜反应器、PE组合式固定床生物膜处理设备等类型。

净化槽主要用于分散处理，主体处理流程包括沉淀、接触氧化、消毒等，日处理规模在 $1 \sim 30$ 米^3/天，处理达标后可排放。

A^3/O 移动床生物膜反应器是在移动床生物膜反应器（MBBR）的基础上发展而来的，通过划分预脱硝区、厌氧区、缺氧区、好氧区的功能定位，优化污泥回流系统和硝化液回流系统的布局结构，将活性污泥和生物接触氧化法的优势充分结合，在降低化学需氧量的同时强化脱氮除磷的效果。适用于水环境质量要求较高的农村生活污水处理。

PE组合式固定床生物膜处理设施主体采用生物接触氧化工艺，并采用间歇式微孔曝气系统。设备共包括预处理罐、高负荷反应罐、低负荷反应罐、内回流罐和沉淀罐 5 个罐体。该技术去除有机物效率高，脱氮效果好，整体投资运行成本低，抗冲击负荷强，运行稳定，处理规模 $30 \sim 500$ 米^3/天。适用于分散式或集中式处理。

三、处理模式

农村厕所粪污处理根据村庄人口、地形地貌和地质特点、住宅分布等情况，可采用集中处理或分散处理的模式。厕所粪污可单独处理，或与厨房、洗涤、洗浴等其他生活污水混合处理，按处理规模可分为单户或联户模式、整村或联村模式和连片集中整县处理模式。

（一）单户或联户模式

对于厕所粪污不易集中收集处理的分散性农户，可采用三格化粪池、双瓮式化粪池、户用沼气池、粪尿分集式厕所、双坑交替式厕所等方式以及小型一体化处理装置对厕所粪污进行处理。其中，三格式化粪池、双瓮式化粪池、户用沼气池三种方式用来处理水冲厕所粪污；粪尿分集式厕所、双坑交替式厕所用来处理旱厕粪污；小型一体化处理装置用来协同处理厕所粪污与其他生活污水。主要模式有以下几种。

1.水冲厕所+三格式（双瓮式）化粪池

该模式简便易行，无害化处理效果好。在我国农村厕所改造过程中应用较广。厕所粪污经三格式或双瓮式化粪池无害化处理后，可抽取第三格或后瓮出水用于农田施肥，但出水浓度较高（COD、氮、磷等的浓度，若不稀释易烧苗），一般可稀释后用于果园或农田施用。

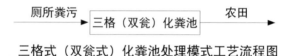

三格式（双瓮式）化粪池处理模式工艺流程图

该模式适合单户、联户修建三格式或双瓮式化粪池。

2.水冲厕所＋化粪池＋人工湿地或土地处理

该模式在化粪池处理基础上发展而来，灵活运用了生物生态组合处理技术。通过增加生态处理单元，进一步提升了出水水质。厕所粪污经化粪池无害化处理后，粪液与生活污水混合后一并汇入土地处理系统或人工湿地处理，出水可用于农户庭院内外的小菜园、小花园、小果园和绿地等浇灌。该模式工艺简单、投资和运行费用低、管理方便、处理后的水可就地就近资源化利用，是一种非常实用的厕所粪污分散处理利用技术模式。适用于单户、联户厕所粪污处理，人工湿地可与三格式或双瓮式化粪池自由组合。使用过程中，化粪池出水浓度较高，宜在生态单元前增设厌氧生物处理单元，如厌氧生物单元，以降低生态处理单元的进水负荷。

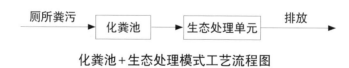

厕所粪污 → 化粪池 → 生态处理单元 → 排放

化粪池＋生态处理模式工艺流程图

3.水冲厕所＋户用沼气池＋三沼利用

利用三联通式沼气池，对人畜粪便、秸秆、尾菜、餐厨垃圾等农业农村有机废弃物进行厌氧发酵处理，实现厕所粪污无害化，所产生的沼气可用于农户取暖、做饭和照明，沼液和沼渣用作果、菜、稻、渔和林等生产肥料，形成"猪—沼—果"(菜、稻、渔、林、草)等生态农业模式，从而实现家居用能清洁化、庭院经济高效化和农业生产无害化。该模式适宜于气候温暖、沼气发酵原料丰富、且有用肥需求的农村地区，可对已有户用沼气池改造后利用。

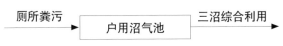

户用沼气池处理模式工艺流程图

4.水冲厕所+一体化处理装置

针对居住相对分散的单户或多户设计使用，厕所粪污与厨房、洗漱、洗澡等其他生活污水一并进入一体化处理装置进行处理，污水净化后达标排放，或作为绿化灌溉利用。建设成本高于三格式化粪池、低于集中铺设管网，

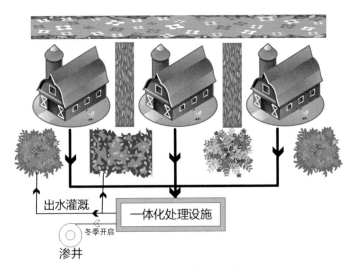

一体化处理装置处理模式工艺流程图

占地面积小，运行维护比较简便，出水水质较好。该模式适用于不具备管网铺设条件、环境敏感度高、有较高达标排放需求的中小村庄，或虽有村庄集中污水收集管网但难以覆盖到的零散农户居住区。农家乐、民宿和农村公共厕所等也可参照本模式使用。

5.旱厕+高温堆肥

利用微生物发酵作用处理旱厕粪污，通过高温堆肥实现旱厕粪污的无害化，生成的农家肥用于农田施肥。传统简易旱厕、卫生旱厕和无害化卫生旱厕的粪污都可以用这种方式处理。卫生旱厕包括有阁楼式深坑防冻式旱厕和不渗不漏粪缸。无害化卫生旱厕包括双坑交替式旱厕、粪尿分集式旱厕和生物填料旱厕。该模式投资少、技术简单实用，既适宜于未改造的传统旱厕，也适用于已改造的卫生厕所，在干旱缺水、高原、寒冷地区可推广应用。

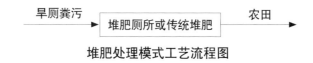

堆肥处理模式工艺流程图

（二）整村或联村模式

主要应用于人口相对较多且集中分布、距离城镇较远的村庄，以整村或联村为单元，利用抽粪车或铺设排污管道，统一集中收集厕所粪污等生活污水，在污水处理站混合处理，出水可用于灌溉或景观用水；或单独收集厕所粪污，在粪污集中处理站进行处理，产生的固体肥和液体肥可用于农田。

1.水冲厕所+户用化粪池+大三格式化粪池

利用抽粪车或污水管道将厕所粪污收集到村级三格式化粪池或改进型大三格式化粪池，处理后可抽取第三格的粪液还田利用。该模式具有结构简单、易于施工、造价低、维护管理简便、无能耗、卫生效果好等优点。为增强厕所粪污等生活污水的处理效果，也可在三格式化粪池末端增加生态处理单元，用于粪液的进一步净化。

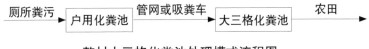

整村大三格化粪池处理模式流程图

2.沼气工程+三沼利用

粪污集中处理站可采用中小型沼气工程处理工艺，利用管网或抽粪车收集厕所粪污，与畜禽粪污、秸秆、餐厨垃圾、尾菜等农业农村有机废弃物一起厌氧发酵，实现粪污无害化处理，产生的沼气作为能源用于周边农户取暖、做饭及照明，沼液和沼渣用作果、菜、稻、林等生产肥料。该模式使厕所粪污等有机废弃物得到能源、肥料等多层次资源化利用，遵循了循环农业原则，具有较好的经济、环境和社会效益。适用于村庄周边有足够的农田、鱼塘、植物塘等，能够完全消纳经厌氧发酵产生的沼渣和沼液的地区。

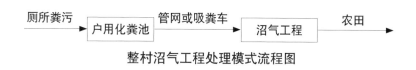

整村沼气工程处理模式流程图

3.化粪池+好氧生物接触氧化

厕所粪污经化粪池处理后，与生活污水一起经管网收集进入好氧生物接触氧化池（可采用一体处理装置或工程），利用高效生物填料上附着的微生物去除粪液中的有机物。化粪池可作为生物接触氧化池前的调节池。为保证处理效果，好氧池溶解氧宜保持在2.0毫克/升以上。经济条件许可时宜采用曝气充氧，若在山区丘陵等具有较大地势落差的地方可采取跌水充氧。适用于经济条件好、建设资金和运行费用有保障，布局相对集中，人口规模较大，周边接纳水体对尾水氮、磷浓度有较高要求的地区。

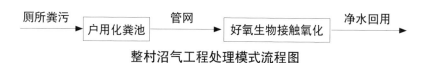

整村沼气工程处理模式流程图

4.化粪池+厌氧生物滤池+人工湿地或氧化塘

厕所粪污经农户化粪池处理后，粪液与生活污水一起通过管网进入厌氧生物滤池，通过多级厌氧生物膜对有机污染物多级消化分解后，再将污水导入人工湿地，污染物在人工湿地内经过滤、吸附、植物吸收及生物降解等作用得以去除。该模式工艺简单，无动力损耗，维护管理方便。适用于有闲置土地，具有一定的地势落差，周边无敏感接纳水体或环境保护区，人口规模较大，居住相对集中的农村地区。

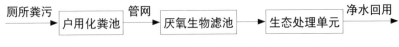

整村厌氧生物滤池+生态处理单元处理模式流程图

5.化粪池+A^2/O+人工湿地或氧化塘

该模式为生物生态组合工艺，由A^2/O和人工湿地两个处理单元串联组成。厕所粪污经化粪池处理后，与生活污水一起通过格栅、沉淀池、调节池等预处理单元，进入A^2/O处理单元，利用硝化、反硝化及聚磷菌等生物过程脱氮除磷。经生物处理后排水进入人工湿地，通过过滤、吸附及微生物降解等作用进一步去除污染物。适用于对出水水质要求较高的饮用水水源地保护区、风景或人文旅游区、自然保护区等环境敏感区，主要用于连片集中处理。

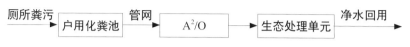

整村 A^2/O+生态处理单元处理模式流程图

（三）连片集中整县（区、市）处理模式

按照县（区、市）片区划分，将所有村庄划成若干个片区，每个片区集中建设一座粪污处理站，将片区内村庄粪污通过管网或抽粪车的途径送至处理站集中处理，达标排放或资源化利用。

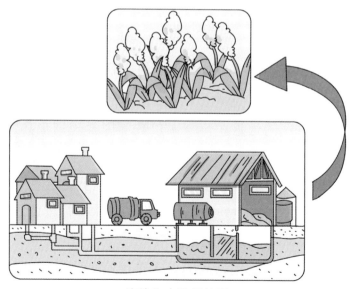

连片集中整县处理

1.户用化粪池＋抽粪车/管网＋粪污集中处理站＋灌溉系统

农户厕所粪污进入化粪池预处理，再通过抽粪车或管网运送至处理站集中处理，处理后的出水经管道输送或抽水车转运，用于农业浇灌或生态用水。该模式选择的集中处理技术类型是影响建设和运行成本以及推广价值的关键。如果采用大三格式化粪池、改进型大三格式化粪池或 A^2/O 处理技术，建设和运维的成本较低，具有较强的适用性和较高的推广价值。如果采用膜生物反应器技术，建设和运维成本较高，在很多地区没有广泛推广的价值。

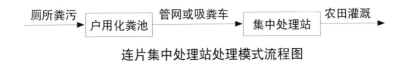

厕所粪污 → 户用化粪池 →（管网或吸粪车）→ 集中处理站 →（农田灌溉）

连片集中处理站处理模式流程图

2.户用化粪池＋污水管网＋乡镇污水处理站＋达标排放

根据村庄的远近距离、人口数等因素规划全县（区、市）行政村，划分为多个片区。每个片区根据污水产生量，建设一座污水集中处理站。农户厕所粪污经管网输送至污水处理站，集中处理，处理后的出水达标排放。生活污水处理站采用的技术决定建设和运行成本的高低以及推广价值。可根据达标排放的要求选用膜生物反应器技术，但建设和运维成本较高。

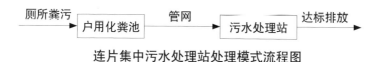

连片集中污水处理站处理模式流程图

3.抽粪车+预处理点+有机肥厂

按照就近便捷的原则，在全县（区、市）规划建设多个粪污处理点。每个预处理点配套堆肥发酵厂棚、三级发酵过滤池、干湿分离机、抽粪车和干粪运输车、装载机等有机肥生产设施设备。从农户厕所抽来的粪污，就近运输至处理点，添加微生物菌剂进行发酵处理。处理后的半成品可用于生产有机肥料。该模式在资源化利用方面成效较高，具有较强的适用性和较高的推广价值。

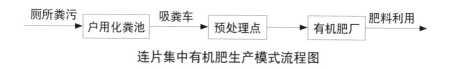

连片集中有机肥生产模式流程图

四、新技术新装备

推进农村厕所粪污处理是为了更好地改善农村生态环境，消除病媒孳生环境，增强群众生活幸福感和获得感。随着厕所粪污处理技术的创新发展，一些新型厕所粪污处理技术设备也应运而生，未来有望在我国农村厕所粪污处理领域得到推广应用。

（一）微生物强化技术及装备

通过投加外源高效降解菌（如酵母菌、乳酸菌、芽孢菌和枯草菌）或营养调节成分，强化微生物活性，提高降解厕所粪污的效果。高效降解微生物将粪便降解为二氧化碳、水等无机物，同时抑制并杀死粪尿中的大肠杆菌、寄生虫卵等病原，实现粪便的无害化处理。另外，分解代谢产物中富含有机质、氮、磷、钾和微量元素，是生产有机肥料的优质原料。微生物强化技术是目前综合性能较好的

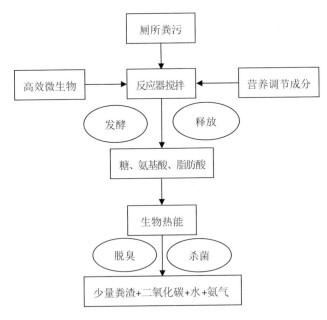

微生物强化技术原理图

厕所粪污处理技术，降解速度快、效率高。针对我国农村厕所革命的迫切需求，高效菌剂（尤其是适合高寒地区使用的发酵菌剂）的创制将是未来微生物强化技术研究的重点方向之一。

基于这项技术开发的循环式生态旱厕具有无粪污排放、抗冻耐寒的优点，可统筹处理厕所粪污与秸秆等农业生产废弃物，实现高效率资源化利用；适用于干旱缺水地区、高寒高海拔地区、不具备管网铺设条件地区等。

（二）真空气吸技术及装备

利用真空负压原理以气吸形式把粪便从便器吸入储粪池内，实现微水冲收集粪污，是一种新型的粪污收集技术。此技术单次冲水量小，仅为0.5～1.0升；便器吸刷干净，负压隔断臭源；无重力排放；管径小，不易堵塞。但此技术存在基建成本高，系统密闭性和运行条件要求严格。

目前，根据该技术开发的真空气吸式厕所已经在国内部分经济条件较好的农村地区得到应用。

（三）粪污源分离技术及装备

粪污源分离是指从便器源头将粪便与尿液分开收集，并回收资源（尿肥、粪肥、能量等）的处理技术。目前，农村改厕中推荐的粪尿分集式户厕是一种传统的粪污源分离技术。

　　无动力、微动力驱动式源分离厕所和机械驱动式源分离厕所是通过对传统粪污源分离技术的改进产生的新型厕所。机械驱动式源分离厕所的核心部件为底部传送带，如厕后粪便经传送带和刮粪板转移到化粪池内，尿液则溢流入传送带边缘进而被集中收集到储尿桶内，从而实现粪便和尿液的源分离。此类厕所可以将大便和尿液实现较好的源头分离，然而，传送带卫生清洁不便利、无封盖易产生臭气污染等问题不易解决。另外，该厕所底部的机械传动装置与传统便器不配套也一定程度限制了推广使用。

　　源分离生态厕所是以源分离设备、高效微生物处理技术为核心开发的一类非水冲的生态旱厕。粪污在储粪池内通过生物降解实现粪污无害化处理和资源化利用。与传统厕所相比，免水冲洗、无需下水管道、无异味排放、无需开挖管沟和连接上下水、无需转运（二次处理），通过集成感应技术和保温技术等，实现低温环境中正常运行。通过智能定时器强制排风，干燥粪便，储粪池交替使用，太阳能高温发酵处理，实现资源化利用。

（四）尿冲粪式处理技术及装备

　　尿冲粪式处理技术通过添加具有除臭、杀菌、消毒、润滑和防垢作用的药剂或菌液，将单独收集的尿液转化为可用于冲洗厕所的冲洗液。大便与冲洗液混合后经搅拌、冲洗等过程变成无味的纸浆状物，经过处理后，可用作有机肥料。尿冲粪式处理技术实现了节水冲排厕所和粪便的资源化处理，适用于干旱、缺水地区。

　　基于尿冲粪技术原理开发的尿冲粪式厕所无需铺设上下水管道，粪污无害化处理效果好，卫生无味，产物适合资源化利用，且容易通过管道输送。但日常管理维护工作烦琐严格，药剂投加量要求精准，同时运行过程中还要控制好温度、pH等影响因素，运行费用较高。

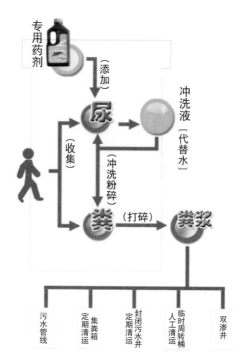

尿冲粪式处理技术模式

（五）循环水冲厕所技术及装备

集成了好氧生物处理、厌氧生物处理、生物膜处理等多项技术，利用微生物的分解转化作用，将粪便降解为水和二氧化碳，将污水净化后回用冲洗厕所。

根据这一原理开发的无供水无排水循环水冲厕所无需供水，无需排放，污水经处理后可循环使用。卫生间配有单独循环的洗手设备，可供如厕后洗手。该装备适用于缺水地区、不能进行粪尿回收及污水处理和排放的场所、水生态敏感区等。

循环水冲厕所主要由沉淀分离池、厌氧分解池、接触好氧池、沉淀回流池、深度处理池和中水蓄水池组成。其处理流程如下：粪污先进入沉淀分离池处理，随后进入厌氧池分解发酵，实现有机悬浮物均质化，降低处理负荷；在接触好氧池内，载体附着的微生物进一步分解污水中的有机物，并进行硝化反应；在深度处理池内，通过物化手段去除残留有机物、氮、磷、病原菌等，并脱色；最终出水可回用冲厕。

该厕所进行粪尿联合处理，运行成本低，但仍需定期补水和清污，且处理性能会随运行时间延长下降，导致其后期处理难度大、处理效果不理想等问题。新一代循环水冲厕所技术的研究将聚焦粪污深度处理技术的开发，如膜生物反应器（MBR）、厌氧膜生物反应器（An-MBR），重点突破膜生物反应器的污染难题。

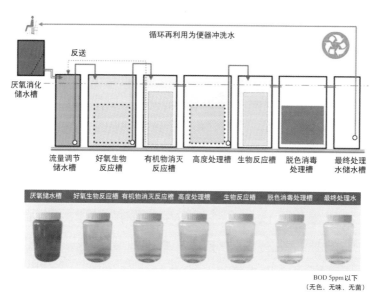

基于深度处理的循环水冲式卫生厕所工艺流程示例及效果

（六）泡沫封堵厕所

利用发泡装置产生大量润滑性强、密封性高的泡沫替代冲水，实现对粪便尿液的无水冲排和臭味的封堵。泡沫封堵技术灵活方便、安全卫生、防臭节水，可以在传统水冲厕基础上升级改造，但厕所使用频率较低时会导致泡沫快速蒸发，水封消失后引发臭气扩散。另外，掺杂泡沫的厕所粪污进入生活污水处理系统后，一定程度上会对生物处理效果造成不利影响。

（七）其他厕所新技术

目前，国外还有一些正在研究中的或已有应用的厕所粪污处理技术，比如干化焚烧、超临界水氧化、焚烧发电、水热炭化、生产生物燃料等技术。但国内基本还未开展相关研究和应用。

在众多新型厕所产品中，无水冲生态厕所系统是一种新型技术产品，尤其受到欧洲国家以及比尔·盖茨基金会的特别推崇。该技术基于微生物降解原理，利用不同微生物的独特组合快速分解人类排泄物。这一生态处理过程的主要副产物为少量的水分和二氧化碳，同时伴随着热量的释放。

在国外无水冲厕所的研究方面，日本学者发现了一种可以消化降解粪便的微生物，这一发现很大程度上推进了无水冲厕所技术改革。英国研究最成功的无水冲生态厕所的名字叫"斜坡"，该厕所基本不用水、不用除臭剂、不用管道连接，由马桶、滑行槽、塑料收集箱、风扇和排气管组成，马桶下面是滑行槽，粪便顺着滑行槽直接落到盛有木屑的塑料收集箱内。在风扇通风作用下，塑料收集箱内空气保持流通，抑制了粪便中厌氧细菌活动，既能消除臭味,又能促进好氧细菌将粪便分解为水和二氧化碳。我国无水冲卫生厕所的研究也取得了较好进展,但由于设施设备投入与微生物菌剂费用较高,在国内大面积推广还有一定难度。

第四章
农村厕所粪污资源化利用

农村厕所革命不仅要改变中国农村几千年的生活状况和习惯，更要解决农村厕所粪污处置难、利用难的问题。因此，结合农村改厕与厕所粪污无害化处理，同步开展资源化利用具有重要意义。目前，农村厕所粪污资源化利用有多种方式，主要有肥料化、饲料化、能源化利用等。此外，从肥水资源再利用角度来看，农村厕所粪污与生活污水协同处理后将达标出水在农田、林地、果园、景观等场所回用也是一种有效的资源化利用方式。

一、肥料化利用

肥料化利用是指利用微生物发酵处理农村厕所粪污，有控制地促进可被生物降解的有机物转化，实现厕所粪污的营养物质资源回收利用，主要有固态肥利用和液态肥利用两种方式。

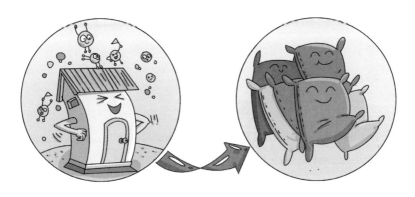

微生物发酵

（一）固态肥利用

固态肥利用主要是指通过堆肥或堆沤处理农村厕所粪污制成有机肥料并用于农业施肥的资源化利用方式，可有效解决农村旱厕粪污、清掏的粪渣粪皮以及沼气池产生的沼渣等利用难问题。另外，农村地区枯枝落叶较多，每年农业生产还会产生大量的作物秸秆，难以及时处理，但作物秸秆和枯枝落叶含水率低、碳氮比高，用作堆肥或堆沤原料既可增加堆料的孔隙度与透气性，又可调节堆料碳氮比，就地取材十分方便。固态肥生产利用可有效解决农村农作物秸秆、枯枝落叶处理难问题，是农业农村废弃物综合处置的合理途径。

1.堆肥

堆肥是一种利用微生物发酵生产有机肥料的过程，制成的有机肥料体积小、含水率低，便于运输和使用，对土壤具有较好的改良作用，可用于农业生产。

堆肥主要有两种方式。

一种是好氧堆肥。在通气条件下，借助好氧微生物活动促使粪污降解、腐熟转化生成有机肥料。好氧堆肥温度一般控制在50～60℃，极限温度可达90℃，可彻底杀死粪便中的病原体和寄生虫卵，处理5～7天就能达到腐熟效果。该技术投资小、操作简单、粪污降解彻底、腐熟时间短、处理过程臭气产生量少、无害化效率高、生产的有机肥料效果好。进行好氧堆肥时应注意有机物含量、含水率、温度、通风量、碳氮比等影响效果的因素。有机物含量控制在20%～80%为宜，有机质含量过低，发酵温度难以维持，肥效难以保证；有机质含量过高，易发生厌氧反应和产生臭气。含水率应保持在40%～65%，过高或过低都会降低发酵效果。温度是影响发酵微生物增殖的关键因素，温度过高（大于70℃）会抑制微生物存活，温度过低会延长腐熟时间。通风也是影响好氧堆肥效果的重要因素之一，通风供氧量高低直接影响发酵微生物活性、有机物分解速度、物料粒度大小。好氧堆肥初始碳氮比宜为15：1～30：1，这一数值范围内，微生物降解利用有机物的效率较高，发酵时间较短。

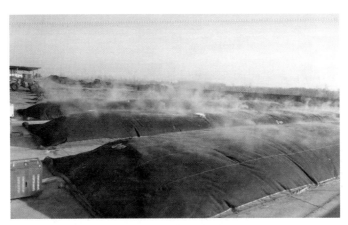

功能膜覆盖条垛式好氧堆肥

　　另一种是兼性厌氧堆肥。在缺氧或无氧条件下，利用厌氧微生物发酵作用，将粪污转化为有机肥料的过程。堆肥过程中，大部分碳水化合物分解产生的能量转化贮存于甲烷中，一小部分碳水化合物氧化生成二氧化碳。厌氧堆肥按发酵温度可分为常温发酵（自然发酵）、中温发酵和高温发酵。常温发酵的主要特点是发酵温度随自然气温的四季变化规律而变化。中温发酵的温度控制恒定在28 ~ 38℃。高温发酵的温度控制在48 ~ 60℃，分解速度快，处理时间短，能有效杀死致病菌、寄生虫（卵），但需加温和保温设备。该技术工艺简单、无需通风条件，但反应速率慢、堆肥周期较长。一般情况下，我国农村传统农家肥沤制采用的就是兼性厌氧堆肥法。在用于厕所粪污处理时，使用高温发酵工艺才能确保彻底无害化。

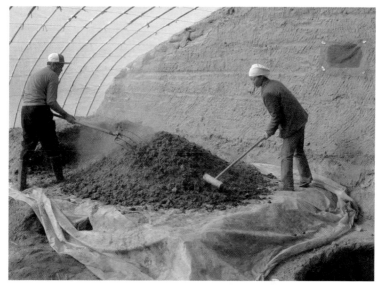

大棚式低成本抗寒冷沼气干发酵

2.利用模式

根据资源化利用规模不同，一般分两种模式。

一种是单户利用模式。户用化粪池粪渣粪皮、卫生旱厕粪污与作物秸秆、散养畜禽粪污、有机生活垃圾、枯枝落叶等其他农村有机废弃物，一并堆肥或堆沤发酵制成有机肥料。制成的有机肥料富含氮、磷、钾等植物营养物质，既可在农作物种植前作为基肥使用，也可在农作物长势明显变弱时用作追肥。该模式广泛用于处理利用我国农村传统厕所粪污，这种由农户自制的有机肥料具有培肥地力的作用。

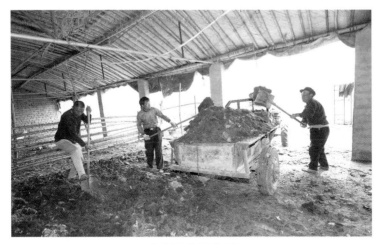

农家肥农民自用

　　另一种是集中利用模式。分片建设厕所粪污集中处理站，配备封闭式吸粪车、干湿分离车或干粪运输车等抽取厕所粪污，就近运送至集中处理站，制成商品有机肥，用于生态农业种植。根据其加工情况和养分状况，商品有机肥分普通有机肥、有机无机复混肥和生物有机肥等，生产上分别执行《有机肥料》（NY 525—2012）、《有机—无机复混肥料》（GB 18877—2009）、《生物有机肥》（NY 884—2012）规定。

　　有机肥料施用上以基肥施用为主。基肥施用又有全层深施、沟施或穴施等方法。全层深施是在翻地时，将有机肥料撒到地表，随着翻地将肥料全面施入土壤表层，进而耕入土中。这种施肥方法简单、省力，肥料施用均匀，但肥料利用率低、容易产生土壤障碍。沟施或穴施是将肥料施撒在作物根系伸展的范围内，但不接触种子或作物的根，距离根系保持一定距离，等作物生长到一定程度后再吸收利用。这种方法可一定程度上减少肥料施用量，但增加了用工投入。此外，腐熟好的有机肥料含有大量速效养分，可被作物快速吸收利用，也可作追肥施用。

有机肥料养分丰富但单位含量低，释放速率慢，化肥成分单一但单位含量高，释放速率快。两者按比例配合施用，相互补充，有利于作物吸收，提高肥料的利用率。另外，有机质分解产生的有机酸可促进土壤和化肥中矿质养分的溶解，产生相互促进的作用。一般基肥中以迟效性肥料约占基肥总用量的80%，速效性肥料占20%左右为宜。每亩施肥量不超过20千克标准氮肥时，宜在拔节中期一次追肥，秆穗齐攻。一般早熟品种播后30天左右、中熟品种播后25天左右、晚熟品种播后35～40天追肥效果较好。每亩施用量超过20千克标准氮肥的，以分次追肥为好。

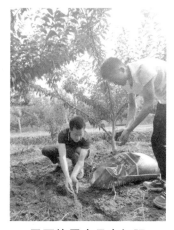

果园施用商品有机肥

需要注意的是，有机肥不宜过于集中或施用量过大。过量地施用有机肥会影响土壤的理化性状，严重时会导致一系列不良后果，如土壤盐分累积，影响作物生长。

（二）液态肥利用

根据采用的粪污处理技术不同，厕所粪污生产液态肥的原料主要来源于三格式化粪池第三格发酵液、双瓮式化粪池后瓮发酵液、沼气池沼液以及粪尿分集厕所单独收集的尿液等，均可作为液态肥被利用。

1.技术要求

农村厕所粪污经三格式化粪池或双瓮式化粪池处理，处理时间一般不少于60天，处理后的粪液已经腐熟，其中的病原微生物和寄生虫卵基本已经被杀灭，可以抽取作为液肥使用。餐厨、洗涤和沐浴等生活污水不得进入三格式或双瓮式化粪池，否则应将尾水进一步处理。

粪尿分集式厕所单独收集的尿液经处理后可用作液态肥料。尿液是一种天然的液态肥料，存储过程中要防止氮素的氨化。尿液中的氮元素主要存在于尿素中，易受升温影响生成氨气挥发，造成养分损失。合理调节pH可有效限制尿液的氨化反应，比如在储存的尿液中加入适量的醋酸即可有效抑制氨挥发。为达到无害化要求，储尿桶液满取出后，须存放不少于7天时间，用2～5倍的水稀释后，可用于农作物施肥。

2.利用模式

厕所粪污液态肥利用方式根据规模可分为单户利用和集中利用两种模式。

一是单户利用模式。主要是户厕粪污经三格式化粪池、双瓮式化粪池或三联通式沼气池处理后的粪液可作为液态肥就地就近施用。该模式简便易行，粪污处理达到无害化处理效果后，即可抽取第三格或后瓮液体用于施肥，适用于地区气温较高，粪污无害化处理效果好的农村，出水稀释后可用于农田、果木等施肥，但不可用于生食类蔬菜、瓜果。粪尿分集式厕所收集的尿液可由农户直接用作肥料，施用时应避免直接喷洒作物或根部，以免被尿液中高浓度的氨灼伤，可以在距离植物10～20厘米处施用，之后补水稀释。当不需要尿液施肥时，也可建立一个简单的土地渗滤系统，通过管道将尿液引至树下或菜园的土壤中处理利用。

二是集中利用模式。农村户用厕所粪污、公共厕所粪污经三格式、双瓮式或单格化粪池处理后，利用吸粪

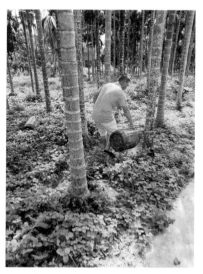

槟榔林施用三格式化粪池粪液

车抽取运送到集中处理中心二次处理，生成的液态肥可用
于农林浇灌。粪尿分集式厕所收集的尿液可以直接被农户
用作肥料，也可以由社区统一收集、存储、处理使用，为
了防止尿液在灌溉过程中氮元素的损失，可以选用重力滴
灌技术。

（三）"三沼"综合利用

"三沼"综合利用是指选择大中型沼气工程统筹处理
厕所粪污、农作物秸秆、畜禽粪污、有机生活垃圾等，产
生的沼气用于燃烧或发电，沼渣、沼液用作肥料使用的综
合利用模式。在一些农村地区，如当地已建有大中型沼气
工程，建议采用该模式将厕所粪污作为原料纳入处理利用
体系。

采用"三沼"综合利用模式，沼液、沼渣利用可参照
《沼气工程沼液沼渣后处理技术规范》（NY/T 2374—2013）
和《沼肥施用技术规范》（NY/T 2065—2011）的规定。沼
液应先在贮肥池内静置一段时间，再还田利用，或通过输
送管网或运输车运送至田间贮肥池待用。沼液施用有喷
施、根部施用、浸种等方式。在使用中应该注意，原液必
须充分腐熟，未经腐熟或腐熟程度达不到要求的沼液，施
用后很容易引起作物损伤；沼液需要按比例稀释后施用；
不能过量施用，否则易引起作物失水。"三沼"综合应用

是生态循环农业的核心，是构建农业生产中物质循环和能量循环的桥梁，可减少农业污染，也可为农业生产提供洁净能源。

1.沼气利用

沼气利用主要有二氧化碳利用、热能利用、沼气贮粮利用3种方式。一是二氧化碳利用。沼气中含有25%～40%的二氧化碳，沼气燃烧时也会产生大量的二氧化碳。因此，在种植蔬菜的大棚内点燃沼气灯，一段时间后可以使棚内的二氧化碳浓度和温度增高，蔬菜可以生长得更好，从而提高蔬菜的产量、结果率和品质。二是热能利用。沼气中含有50%～70%的甲烷，燃烧会释放大量热能，可用于农户做饭、烧水、冬季取暖，规模化沼气工程还可以燃烧发电；也可用于养殖生产，利用沼气燃烧产生的热量控制室

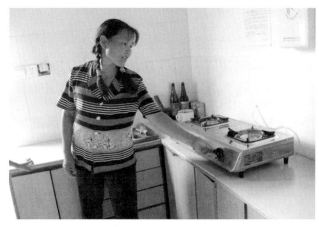

农户沼气热能利用

内温度，从而满足禽畜的孵化要求；甚至还可用于温室大棚升温育秧，培育出的秧苗发育快、成活率高。三是沼气贮粮利用。沼气中氧气含量低，满足在储粮时无氧的环境要求，可通过调节环境中的气体组成，消灭贮藏粮食或种子中的虫卵或幼虫，方法便捷有效、经济可行。

2.沼液利用

沼液含有丰富的植物营养成分，包括氨基酸、生长素、水解酶、维生素，以及氮、磷、钾等多种中微量元素，具有促进种子萌发、调节植物生长、增强植株抗性的效果。沼液还田利用不仅能够提高作物产量、改善农产品质量，还有利于土壤培肥，是不可多得的肥料资源。

沼液作为植物成长的营养物质，进行农作物浇灌时，应注意沼液浇灌的比例，避免植物土壤富营养化。同时，可以将沼液做成叶面肥，喷施利用，既可以提高作物产量，也有防治虫害作用。沼液利用可分为肥料利用、浸种利用、防治农作物病虫害、无土栽培等方式。

施肥利用。主要有3种方式。第一种是沼液与化肥配合施用，根据沼气池能提供沼液的量确定化肥的用量，从户用沼气池取用沼液的量每次不宜超过300千克。第二种是沼液叶面喷施，常温条件下沼气发酵时间在1个月以上。喷洒量要根据农作物和果树品种，生长时期、长势及环境条件确定。喷洒时一般宜在晴天的早晨或傍晚进行，雨后

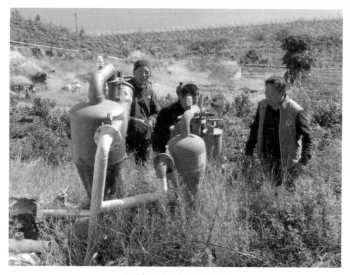
沼液田间利用设施

重新喷洒。作物处于幼苗、嫩叶期时应用1份沼液兑1份清水稀释施用；作物处于生长中、后期可用沼液直接喷施。沼液应澄清、过滤后喷洒。第三种是沼液追肥施用，按每年施用两次计算年施用量，不足的养分由其他肥料补充。一般定植7~10天后，每隔7~10天施用1次，连续2~3次。蔬菜采摘前7天停止施用。

浸种利用。一般使用上一年或当年生新鲜种子，浸种前应对种子进行晾晒，时间不少于24小时；继而对种子进行筛选，清除杂物、砒粒。浸种时可将种子装入能够滤水的袋子内浸泡。沼液温度至少保持在10℃以上，pH在7.2~7.6。沼液浸种主要在水稻、小麦、玉米和棉花等作物种子处理上应用较为广泛。

病虫害防治利用。沼液中含有多种真菌，有抑制杀死蚜虫、玉米螟、红蜘蛛等害虫的作用，可有效降低植物遭受病虫害侵袭的概率。另外，沼液中含有多种水解酶，能够有效抑制土壤中病虫再生，具有防治土壤病虫害的效果。

无土栽培利用。沼液中有机物质分解好、有效养分释放快，肥效较好，且经过厌氧发酵后，其中含有大量的菌丝体，对蔬菜中多种病虫害有抑制作用，因此可作为主原料来配制无土栽培的营养液。根据蔬菜品种或对微量元素的需要，可将经沉淀过滤后的沼液，按 1：4 ~ 1：8 比例稀释后用作无土栽培营养液。

3.沼渣利用

沼渣是沼液中半腐烂的沉淀物，表现为固液混合状态，含有的养料成分与沼液相似。一般有两种利用方式。

一种是二次发酵处理利用。沼渣是固体腐烂后残余部分，其成分中包含有机质、氨基酸、腐殖酸等多种酸性物质，将其作为物质腐烂的催化"药剂"，作为农作物种植的养料。比如，实际生产中，沼渣作为金针菇等菌类养殖的营养基础，其中丰富的腐殖酸能够在较短的时间内加速菌类养殖肥料腐烂，为菌类幼苗成长输送营养。沼渣也可用作蚯蚓养殖的养料，饲养蚯蚓的养料主要以泥土和腐烂物质为主，沼渣中的半腐烂物质恰好符合蚯蚓养殖的营养供应需求。

另一种是综合利用。直接将沼渣施入土壤中，使其完全与土壤相互融合，最终释放出易被植物吸收利用的氮、磷、钾等离子形态。

沼渣利用途径较广，常与化肥配合施用、配制营养土、或栽培食用菌等。

沼渣与化肥配合施用。可根据沼渣提供的养分含量和不同作物养分的需求量确定化肥的用量。沼渣宜作基肥一次性集中施用。化肥宜作追肥，在作物养分的最大需要期施用，并根据作物磷和钾的需求量，配合施用一定量的磷、钾肥。该方式比较适合粮油作物或果树等施用基肥。

沼渣配制营养土。营养土一般用于蔬菜、花卉、特种作物等育苗，对养分含量的需求较高，自然土壤往往难以满足营养需要，而沼渣营养丰富，产量充足，完全符合生产营养土的要求。选用腐熟度好、质地细腻的沼渣，将沼渣（20%～30%）、泥土（50%～60%）、锯末（5%～10%）、化肥（0.1%～0.2%）按比例配合拌匀即可用作营养土。

沼渣栽培食用菌。沼渣养分全面、质地疏松、保墒性能好、酸碱度适中，是人工种植食用菌的良好培养料。沼渣栽培蘑菇要选用正常产气的沼气池中停留3个月出池后的无粪臭味的沼渣。主要可用于平菇、灵芝等菇种的栽培。

二、能源化利用

（一）能源化利用方式

利用大型沼气工程对农村厕所粪污进行厌氧消化处理，产生的沼气可进行燃烧发电或热能利用。

沼气燃料利用。农村厕所粪污、畜禽粪污、农作物秸秆、厨余垃圾等农业农村有机废弃物，经简单分类及预处理后，进入集水池（一般内设搅拌装置，促进物料均匀），后进入酸化池酸化，然后进入厌氧池内厌氧发酵。产生的沼气经气水分离器、脱硫塔等净化后贮存于贮气柜中，通过沼气输配管网就近向农户、自然村或行政村的农户统一供气，作为农户生产生活燃料用能。

"三位一体"沼气池能源利用是一种典型的农村沼气能源化模式，主要由沼气池、农田和畜禽舍等功能单元组成，以沼气为纽带，农户为基本单元，根据生态循环规律，将农村的沼气能源、养殖业和种植业有机整合在一起，利用人畜粪便和秸秆等发酵产生的沼气为生产生活提供能源。沼气池建设需要充分结合厕所和畜禽舍等场所，收集沼气池发酵原料；沼气池为人们日常生活提供清洁能源。该模式基于循环生态理念设计，能够充分利用农业农村有机废弃物资源，实现资源的深层次循环利用，使用方便经济，还可有效缓解农村空气污染，将传统农业生产技术进一步优化升级，转化为农业生产和生态环境治理相结合的生态农业体系，值得在农村沼气建设中广泛应用。

沼气发电利用。沼气经气水分离器、脱硫塔等净化设施达到沼气发电设备的净化要求后贮存于贮气柜中，通过沼气发电设备发电，所产生的电可用于农户、养殖场等自身用电需求，也可并网。该模式适用于各种类型的农村沼

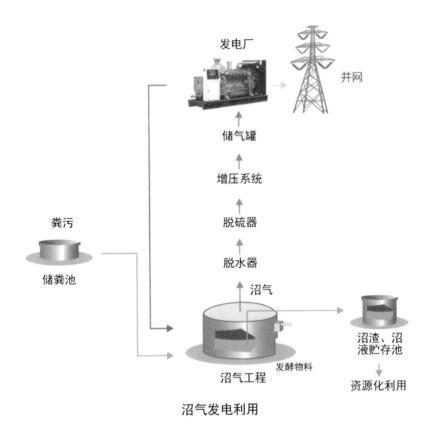

沼气发电利用

气工程，即只要有稳定的沼气生产，选择与沼气产量相匹配的沼气发电机组，就可适用。稳定足量的沼气是沼气发电正常使用的前提条件，应尽量采用高浓度原料（一般总固体浓度＞6%），尽可能利用有限的原料生产出足够多的沼气，一般1米³沼气发电2千瓦·时。如果沼气中硫化氢、水分、含尘量等的处理达不到沼气发电机组的要求，会对机组使用寿命、发电功率等产生较大影响，从而影响收益。

（二）能源利用模式

沼气能源利用的模式可分为单户利用和集中利用两种模式。

单户利用模式主要是使用农村个体用户为单位建设的沼气池发酵处理日常生活垃圾、人畜粪便、秸秆等原料，产生的沼气可以满足人们日常生活用能，节能降耗。此种沼气池结构较为简单产气量小，沼气主要用于农户烧水、冬季采暖等。户用沼气池发酵效果受季节影响较大，产气与利用不同期，因此推广应用受地域影响较大，在北方受冬季低温影响，存在利用困难。

集中利用模式是将户厕和公厕化粪池粪污通过吸粪车或管网转入沼气工程，连同作物秸秆、畜禽粪污、餐厨垃圾、尾菜等农业农村有机废弃物一起厌氧发酵，产生的沼气作为清洁能源利用，也可发电并入国家电网。沼气工程分为小中型、大型或特大型。

小中型沼气工程主要是以村级为单位，人畜粪污、作物秸秆等农业农村有机废弃物作为发酵原料，通过厌氧发酵产出沼气用来满足农户日常生产生活需要。小型沼气池总体容积在20 ~ 100米^3，适合整村整组厕所粪污处理利用。

大型、特大型沼气工程主要是用于处理规模养殖粪污而建设的。在农村改厕中，充分利用已有的大型沼气工程处理农村厕所粪污，具有处理效果好、运维便捷、运转费用低、避免重复建设等特点。在方圆5 ~ 10公里，农村厕所粪污均可收集送到大型沼气工程集中处理，处理后的沼气沼渣沼液除"三沼"综合利用外，还可作为燃料发电利用。

三、饲料化利用

厕所粪污不但能生产优质的有机肥料，还能作为良好的饲料资源养殖蝇蛆、黄粉虫、黑水虻等昆虫。粪便中含有未消化完全的蛋白质、纤维素、脂肪以及矿物质等，经过干燥、灭菌、杀虫和除臭等处理后，可转化成再生饲料，具有极高的昆虫养殖价值。

在实际应用中，将粪污发酵处理与黑水虻转化技术相结合，能够规模化批量解决厕所粪污的治理问题，将粪便

转变成多功能微生物肥料和动物蛋白饲料添加剂，不仅变
废为宝，增加粪便处理的经济效益，还能将生产转化出的
昆虫虫体加工制成蛋白饲料添加剂，可以替代鱼粉等蛋白
饲料成分，用于水产、畜牧养殖，有效促进相关产业的发
展，做到了一举多得。利用蝇蛆生物转化技术处理人畜粪
便，生产优质有机肥和蝇蛆蛋白，短期循环生产高品质蛋
白质，为水产养殖业提供优质饲料蛋白，为医疗化妆品等
高端产业提供甲壳素、壳聚糖和寡糖等生产原料，转变现
有人畜粪便、餐厨垃圾等农业农村有机废弃物单一处置利
用方式，延长产业链，提升综合利用价值。

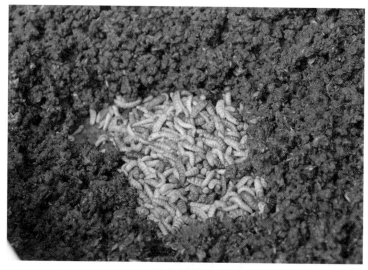

黑水虻养殖

四、基质化利用

厕所粪污可作为原料用于生产生物基质产品，包括花卉专用基质、林木专用基质、果蔬专用基质、水稻专用基质、烟草专用基质、苗木专用基质、林木专用基质、生态修复基质、园林绿化基质、土壤改良基质等，广泛应用于花卉、果蔬、水稻、烟草、苗木生产，以及土壤改良、环境修复、园林绿化、海绵城市建设、家庭园艺等领域。

采用好氧堆肥技术协同发酵处理厕所粪污、养殖粪污、食用菌渣、园林废弃物等农业农村有机废弃物，可将粪污中的有机物转变为稳定的腐殖质，以及植物可直接利用的营养物质。经过发酵处理后的堆肥半成品，不含病原

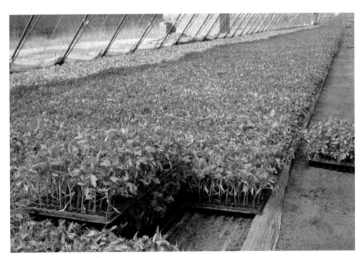

利用基质进行蔬菜育苗

体和杂草种子，无臭无蝇，添加一些必要的微量元素、泥炭、棉籽壳、木屑、炭化稻壳、细砂石、蛭石等物料后，即可生产出高品质、功能化、商品化的生物基质。

五、净化回用

当农村厕所粪污与其他生活污水协同处理时，出水在达到再生水利用要求后可进行不同用途的资源化利用。以三格式化粪池为例，处理后的出水水质仍保留大量氮、磷养分，且不含重金属等毒害物质，利用人工湿地、土地处理系统等方式后续处理时，可以与农业利用相结合，通过种植具有经济价值的植物吸收出水中残留的氮、磷营养物，实现环境与经济效益的双赢。当采用污水处理设施集中处理时，再生水在达到相关利用标准后，可广泛用于生态补水、环境补水、地面冲洗、旱田灌溉以及水田补给等方面。

（一）农田灌溉利用

我国广大农村地区普遍存在水资源短缺和水环境污染并存两大难题。农村开展生活污水治理，并将治理后的出水用于农田灌溉，在一定程度上可以缓解一些地方灌溉水资源紧张的问题。农村生活污水处理后达到《农田灌溉水质标准》（GB 5084—2021）相关规定的，可用于农田灌溉。

该标准根据农作物的需求状况，将灌溉水质按灌溉作物分为3类：第一类是水作作物，如水稻，灌水量800米³/（亩·年）；第二类是旱作作物，如小麦、玉米、棉花等，灌溉水量300米³/（亩·年）；第三类是蔬菜，如大白菜、韭菜、洋葱、卷心菜等，根据不同蔬菜品种需水量，灌水量差异很大，一般为200～500米³/（亩·茬）。

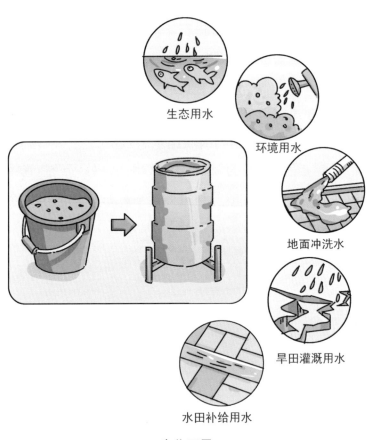

生态用水

环境用水

地面冲洗水

旱田灌溉用水

水田补给用水

净化回用

利用农村空闲地设置污水储存库，收集村民生活污水并进行处理，然后与农田连接，作为灌溉储备水源，在水资源缺乏的时候将其用于农田灌溉，减轻灌溉用水的压力。

（二）景观环境利用

农村厕所粪污等生活污水经过处理达到《城市污水再生利用景观环境用水水质》（GB/T 18921—2019）相关指标，可作为景观环境水利用。该标准将景观环境用水分为观赏性景观环境用水、娱乐性景观环境用水和景观湿地环境用水三大类别，前两个类别根据水质要求的不同又被分为河道类、湖泊类与水景类用水。再生水用作景观环境水，不同于天然景观水体，即《地表水环境质量标准》（GB 3838—2002）中的V类水域，景观环境水可全部，或大部分由再生水组成，而天然景观水体污染物本底值很低，水体稀释自净能力较强。

（三）绿地灌溉利用

农村厕所粪污等生活污水经过处理达到《城市污水再生利用绿地灌溉水质》（GB/T 25499—2010）相关规定后，可用于公园、高尔夫球场、运动场地灌溉以及娱乐观赏湖泊的补充用水。经人工湿地系统处理后的水还可以作为种植园、观赏花园的灌溉用水。经过污水处理达标后的水也可用于冲厕、洒水。

六、其他资源化利用技术

厕所粪污资源化利用技术中较为成熟的技术主要有堆肥与厌氧消化，这两种技术由于成本优势，被广泛用于人畜粪污的处理中。然而这两种技术所需的处理时间一般较长，同时处理效果受环境影响大，并且存在二次污染的可能性。随着厕所粪污处置的社会需求提升，其他一些技术工艺成为社会关注的热点，在此主要介绍焚烧发电、异位发酵床、生产生物燃料等新技术。

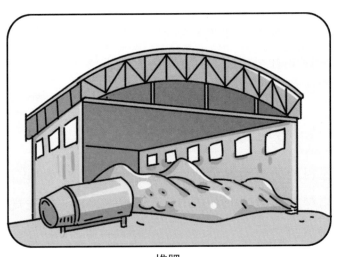

堆肥

（一）焚烧发电技术

该技术是以粪便污泥作为燃料进行发电，粪便燃烧所产生的热量通过流化砂床来产生高温蒸汽，从而推动蒸汽机发电，废热则用于粪便污泥的干化。该技术所产生的能量较为可观，可以实现较好的经济效益。但不足之处在于规模较大，难以小型化，适用于人口密集的大型社区，否则将产生较大的运输成本。

（二）生产生物燃料

粪便含有大量有机物，能值较高，因而将其制成生物燃料的潜能较大。可以利用粪便污泥联合其他有机废物如餐厨垃圾、市政固体废物等生产生物柴油，在减少污染的同时产生可利用的能源，以及其他有价值的附加产物，如挥发酸等。该技术适用于较大规模的有机废弃物处理和转化。但受成本投入、适用性等因素影响，目前还难以在国内得到推广应用。

（三）异位发酵床技术

异位发酵床是一种应用较广的新型资源化利用技术，开发之初是为了针对性解决传统分散养殖模式的污染问题，整套工艺由排粪沟、污水管渠、集粪沟、异位发酵床、翻堆机等组成。

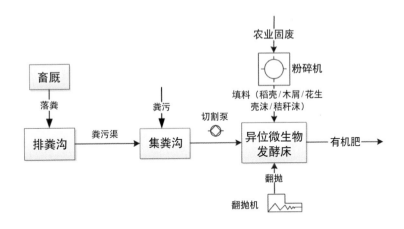

异位发酵床资源化处理工艺流程

人畜粪污收集进入集粪沟，经粪污切割搅拌机搅拌防止沉淀，打浆后抽送到发酵床上部可移动的喷淋机，将粪污浆喷洒在异位发酵床上，添加微生物发酵剂，由行走式翻耙机翻堆，将垫料与粪污混合发酵，生产有机肥料。垫料可利用农业农村有机废弃物，如粉碎机粉碎后的稻草、麦秸秆、稻壳、油菜秸秆、棉秆等。喷淋机和翻堆机周期性喷淋粪污及翻拌混合垫料，如此往复循环，最终生产出可还田利用的生物有机肥，同步实现粪污处理与资源化利用的目标。

该技术适合于整村、连片集中处理模式，可有效统筹农业农村有机废弃物治理，可根据人畜粪污、作物秸秆等原料供应量设计处理规模。

第五章
运维管理

农村厕所革命关系亿万农民群众的生活品质，是涉及千家万户的"民心工程""良心工程"。厕所粪污处理与资源化利用是农村厕所革命的重要内容，事关改厕任务能否高质量完成。为实现农村改厕、粪污处理及资源化利用的无缝衔接，应建立健全运管机制，加强长效运行管护，确保农村厕所粪污治理设施"一次建设、长久使用、持续发挥效用"。各地方应加快组建运管队伍、引入第三方运管、引导农民参与、拓宽资金渠道、建立监督考核机制等，尽快打通农村厕所粪污资源化利用途径。

一、组建专业化运管队伍

专业化运管队伍是推进农村厕所粪污处理与资源化利用、巩固改厕成效、解决粪便污染、保护农村环境的重要支撑力量。目前，全国多数地方都已建立了农村厕所粪污处理利用相关的运维管护队伍，但有关从业人员在政策理解、技术选择、运维管护等方面仍不同程度存在不足，专业化素养有待提升。为高效推进农村厕所粪污处理与资源化利用，充分发挥人力资源优势，应进一步加大技术培训、人才引进、学习交流等活动力度，强化人员队伍建设。

二、委托第三方实施运管

政府公开招标，通过购买服务、企业承包等多种形式，引入第三方公司参与运维，承担厕所粪污抽取、运输、处理和处理中心运营维护、农户厕具维修服务，让专业的人干专业的事。

目前，部分地区尚未建立农村厕所粪污抽取、转运、处理和利用等长效机制，或现有机制不完善，仅由镇村组织农民简单管理，难以保障稳定有效的运营维护。各地应结合实际，加强农村厕所粪污、生活垃圾、生活污水治理等农村人居环境整治任务的有效衔接，保障农村厕所粪污资源化利用的长效化、常态化运行。比如，河北省衡水市武邑县，委托第三方专业技术公司参与长效运维管理。每乡镇聘请一家第三方运营公司，每10个村配备1辆吸粪三轮车，所需人员全部从农村配备。第三方运营公司负责农户厕所粪污清掏、运输和综合利用，以及厕具损坏后的维修和管护，确保"粪液满了有人抽、厕具坏了有人修、抽走之后有效用"，形成厕所粪污"管、收、用并重，责、权、利一致"的市场化服务体系。另外，政府还出资委托当地养牛企业投建有机肥生产厂房，以厕所粪污、种植秸秆、养殖粪污等有机废弃物为原料，实行市场化运营生产有机肥。生产的有机肥就地就近还田利用，既增加了土壤有机质含量、减少化肥使用量，又提高了粮食、果品质量，有效推进农牧结合、种养循环、厕所粪污综合利用。

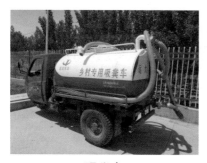
吸粪车

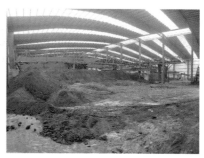
有机肥生产

三、引导农户积极参与管护

将农村厕所粪污处理与资源化利用有关规定纳入村规民约，组织编制通俗易懂的宣传画或手册等，通过上门走访、入户调查、面对面交流、村民代表大会等形式，科普宣传厕所粪污处理与资源化利用知识，引导广大农民群众积极参与、主动作为，提升群众环卫意识，规范操作。比如，湖北省襄阳市枣阳市南城街道办事处，通过在电视

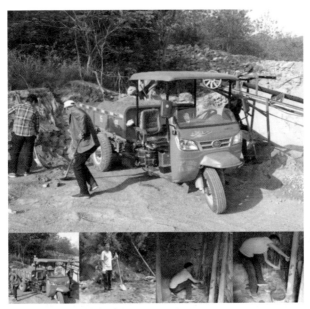

群众积极参与厕所改造及粪污治理

台、乡村宣传栏开展厕所革命行动宣传，制作通俗易懂的展板、手册，着重宣传户厕改造、粪污处理与资源化利用对改善农村环境、美丽乡村和卫生防疫的重要意义，引导农民群众主动参与、投工投劳，把厕所粪污处理和资源化利用当成自家事、身边事，不断提升群众对这项工作的认知度和参与度。

四、构建多元化运维资金投入机制

我国农村厕所粪污处理与资源化利用涉及农村千家万户，是一项巨大的惠民工程。在农村人居环境基础设施

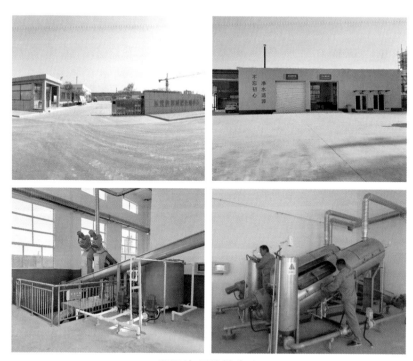

粪污治理管护中心

建设还相对薄弱的地方，若要在短期内完成改厕目标，实现厕所粪污无害化处理与资源化利用，需要大量的资金投入，仅是依靠各级政府财政支持很难满足庞大的资金需求。因此，需要建立健全资金激励、补偿与管理机制，吸引民营企业、社会团体等力量，鼓励企业和民间资本介入，形成多元化资金投入机制。如山东省东营市东营区以政府购买服务的方式，每年投资约800万元，吸引社会资本投资3 400万元，建成了集粪液无害化处理和资源化利用为一体的胜邦城肥处理中心，负责提供厕具维修及粪液收集、运输和无害化处理等服务。厕具维修不收取服务费用，每年免费抽厕1次，从第二次起由农户承担抽厕费用，采取阶梯付费制度，在每次收费20元的基础上适当调整；该中心年处理农村厕所粪污达5.5万吨，可生产有机营养土约3 000吨，产生经济效益150余万元。东营区通过建立多元化资金投入机制，保障了农村厕所粪污处理和资源化利用的长效运维良性发展。

五、建立环境监测体系

自20世纪70年代以来，我国已陆续建立起从中央到地方及有关部门的环境监测体系。以生态环境保护部门为例，国家已设立中国环境监测总站，各省份、计划单列市已建立环境监测中心，省辖市（区、县）也已陆续建立监测站，基本实现全域覆盖。尽管农业农村部门在

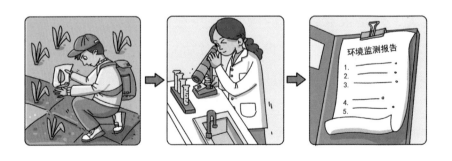

一些地方建立了农业面源污染监测站点，部分省份的农业农村部门也建立了农业环保监测站，但农村环境监测网络的建设总体上仍严重滞后，一定程度上影响了农村厕所粪污处理与资源化利用的成效评价与风险评估。因此，各级农业农村部门应考虑将农村厕所粪污处理与资源化利用相关监测纳入现有环境监测体系，或新建环境监测体系。

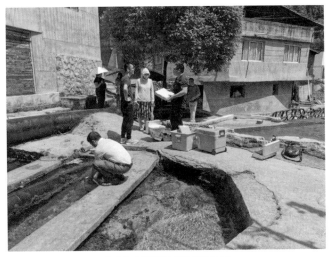

农村环境质量监测取样

六、建立健全效果评价机制

建立健全由政府主导的，包括农民、社会组织、第三方评估机构等多元主体参与的评价机制，对厕所粪污处理与资源化利用政策的实施效果、工程治理效果等进行评价，为政府决策、监管提供依据。倡导第三方评估机构参与环境管理，培育生态保护市场主体，将政府主管部门从繁重的事务性工作中解放出来，避免政府自我管理、自我评估，将评价主体工作交给第三方评估机构，实现环境管理与治理的专业化、社会化发展，发挥市场的调节作用，降低治理成本。建立健全由政府、公众与第三方评估机构等多元化参与主体共同建筑的评价机制，推进评价制度向科学性与专业性方向发展。在评价过程中，要形成政府主管部门"转得出"，第三方评估机构"接得住"，社会公众"看得牢"的局面。

七、完善考评监督制度

开展厕所粪污处理与资源化利用，县级政府要组织建立监督机制，定期巡检，严格考核评价，从服务质量、达标处理、阶梯收费、群众满意度等方面着手，实行县、乡、村三级监管考核，将考核结果与补助资金挂钩，倒逼第三方加强管理，提升服务质量。特别是注重加强宣传教育，创造条件引导群众参与、群众监督。比如，福建省三明市将乐县，因地制宜选择厕所粪污与生活污水协同治理模式，以PPP模式整县推进。通过制定《将乐

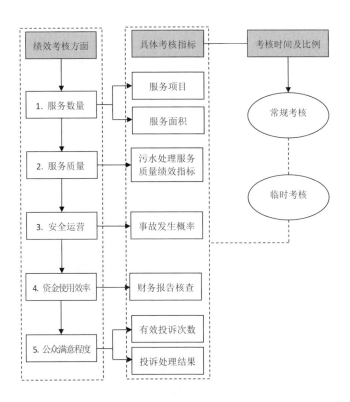

农村厕所粪污与生活污水协同治理绩效考核流程

县农村生活污水处理PPP项目运营绩效考核方案》，成立
考核小组，以季度定期考核和随机考核相结合方式，对
项目公司运维管理情况进行考核，将考核结果作为绩效
费用核定及支付依据，确保项目公司运维管理质量，防
止出现重建设、轻运营的状况，有效促进了农村厕所粪
污等生活污水治理。

八、制定激励奖励办法

激励机制是农村厕所粪污处理与资源化利用长效运维的有效手段之一。各地应根据考核成绩，制定奖励办法，激励第三方加强管理，提升服务质量。同时，应积极开展各类先进典型评选表彰活动，树立农村厕所粪污治理与资源化利用的先进典型，切实发挥典型引领作用。

比如，河北省邯郸市邱县公开招标，通过政府购买服务委托第三方专业公司负责全县厕所粪污抽取、处理和资源化利用以及中心运营维护和农户厕具维修服务。为提高第三方的服

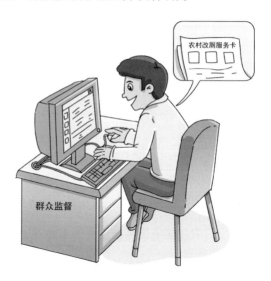

务质量，建立了网格管理机制，成立了乡镇农村厕所粪污管控小组，监督员由村干部和村民代表联合组成，不定期深入农户家中或粪污处理利用站点监督巡查。根据"农村厕所革命服务卡"服务评分项对第三方服务打分，考核结果与补贴资金挂钩，倒逼第三方加强管理，提升服务质量。

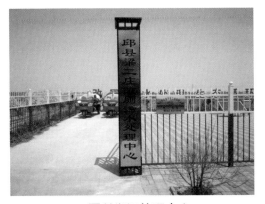
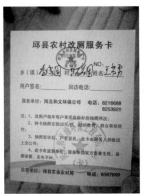

厕所粪污处理中心　　　　农村改厕服务卡

九、鼓励采用信息化管理手段

建立农村厕所粪污处理与资源化利用信息化平台，通过在粪车上安装定位系统，实现厕所粪污抽取、运输、处理与利用的全流程监控，为粪污治理提供技术保障。在村居端，村内管护员使用智能手机和特定软件提交服务需求。在作业端，服务公司负责接收报抽、维修信息，在线指导抽粪、转运、处理和利用。在中控端，由管控中心负责操控，动态显示粪污抽取、转运、处理与利用相关情况。

比如，山东省临沂市临沭县通过创新开发，科学引入数字化、信息化监管平台，开辟农村厕所后续管护"线上""线下"同时平行运行服务。群众可通过拨打电话、扫描二维码、登录微信公众号等多种方式联系粪污抽取、设备维修等服务；管护公司工作人员可通过手机软件客户端，即时接收系统分配的任务，完成粪污抽取后，可凭改厕户提供的验证码，通过手机软件实时提交服务的改厕户数量、粪污去向、维修情况等作业信息；县、镇和管护公司可通过信息系统，全方位掌握本辖区的厕所粪污抽取、转运、处理与利用等进展情况，对全县所有改厕管护人员、车辆、粪污去向实时调度监管。

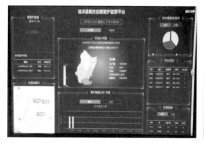
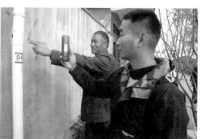

信息化平台

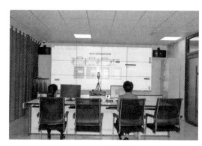
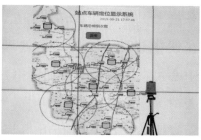

农村厕所粪污综合治理指挥监控平台

第六章
组织实施

推进农村厕所粪污处理和资源化利用，要强化组织实施，从制度建设、实施主体、资金支持、技术支撑、宣传教育等方面着手，按照"政府引导、多元参与、有序推进、整体提升、建管并重、长效运行"的基本思路，形成机制合力，打通关键节点、重点领域和上下层级之间的"中阻梗"，推动农村厕所粪污治理标准化、管理规范化、运维市场化、监督社会化。

一、发挥多元主体作用

（一）强化省级政府职责

农村厕所粪污处理与资源化利用是农村厕所革命的重要抓手。各地省级政府应认真贯彻落实党中央、国务院的系列决策部署，协同乡村振兴、农村环境综合整治等农村工作，做好顶层设计，建立"省级政府统筹负总责、市级政府督办抓推进、县级政府主体抓落实"管理机制，按照

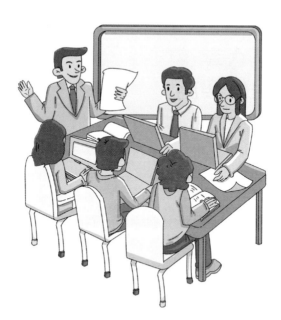

"因地制宜、分类施策"的原则，结合本地区实际，制定省级层面农村厕所粪污处理与资源化利用的制度，建立地方标准，统筹中央和省级财政资金，实施奖补政策，做好引导和监督，不折不扣稳步推进农村厕所粪污处理与资源化利用工作。

（二）压实县市政府职责

明确县级党委、政府责任，协调农业农村、生态环保、住房建设、卫生健康、文化旅游等相关部门，统筹推进农村厕所、生活污水、生活垃圾、黑臭水体等治理工作。建立管理、运维、监管等机制，制定可操作的工作制度和激励办法，坚持把发动工作做细到村，推动村两委和党员干部带头，广泛宣传，让群众看到实实在在的效果，自愿跟进。

（三）提升村镇监管能力

在农村厕所粪污处理与资源化利用方面，宜充分发挥村、镇基层党组织的战斗堡垒作用，落实村两委、镇政府的工作任务，建立"县—镇—村"三级上下联动机制。在工程建设施工与设施运行维护过程中充分发挥乡镇、村的便利条件，加强基层组织的监督作用，听取村民意见、建议。

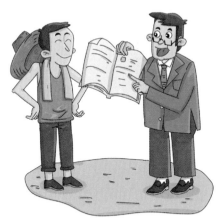 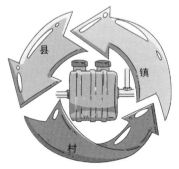

"县—镇—村"三级上下联动机制

（四）引入第三方共建共享

农村厕所粪污处理与资源化利用是专业性、技术性

较强的任务，地方政府应通过公开招投标，引进具有一定
经济实力、专业能力强的第三方公司承担厕所粪污处理与
资源化利用服务，以及相关设施的运维管护。地方政府主
管部门应通过运行机制的改革，保障第三方专业公司的利
益，确保运维长效化。

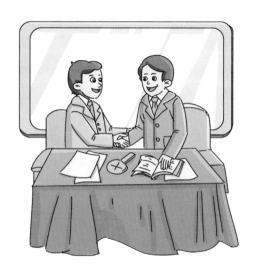

（五）发挥农民主体作用

农村厕所粪污处理与资源化利用在经济学方面属于
经济外部性范畴。在社会经济活动中，一个经济主体（国
家、企业或个人）的行为直接影响到另一个相应的经济主
体，却没有给予相应支付或得到相应补偿，就出现了外部
性。按照外部性"谁受益，谁付费；谁保护，谁获补偿"

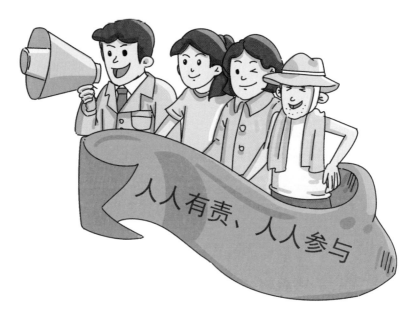

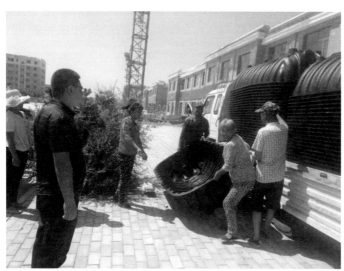

农民积极参与厕所革命

的原则，农民主体是如厕环境改善的受益者，也是厕所粪污处理与资源化利用的实施者，理应获得补偿和付费。要通过村规民约、宣传标语、大喇叭等村民习惯的宣传方式，引导农民积极参与、主动作为，增强农民付费意识，赢造农村厕所粪污处理与资源化利用的"人人有责、人人参与"的良好氛围，增强农民付费意识，发挥农民主体作用。

二、强化组织实施

（一）制订方案

开展农村厕所粪污处理与资源化利用是《农村人居环境整治三年行动方案》的重点任务之一。三年行动方案提出，加强改厕与农村生活污水治理的有效衔接，鼓励各地结合实际，将厕所粪污、畜禽养殖废弃物一并处理并资源化利用。各地应综合考虑地理环境、气候条件、经济水平、农民生产生活习惯等因素，因地制宜逐乡（或逐村）设计农村厕所粪污处理与资源化利用实施方案。根据村庄发展规划，结合优势特色，体现农村风土人情，与乡村振兴、脱贫攻坚、改善农村人居环境等重点任务相适应，确保资金安排到位、保障措施齐全。

（二）完善标准规范

完善相关标准规范、形成标准体系，是有效推进农村厕所粪污处理与资源化利用，实现长效化、常态化运行的基本保障。目前，全国大部分省份在相关的标准规范制定方面仍基本处于空白。为深入推进农村厕所粪污处理与资源化利用，有序引导与规范行业发展，应结合相关工程设计、技术产品、设施设备、施工验收、运行维护等方面的实际情况，进一步建立健全厕所粪污与资源化利用相应的标准规范，完善标准体系建设。

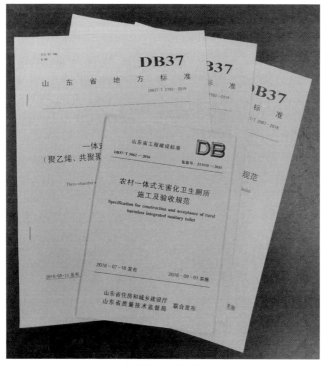

相关标准规范

（三）加强经费管理

为规范和加强农村厕所革命资金管理，提高资金使用效益，应遵照国家相关规定，结合农村厕所粪污处理与资源化的利用实际情况，制定经费管理办法。依据"依法依规、公正公开，突出重点、科学分配、注重绩效、规范管理"的原则，明确资金使用范围和使用方式，落实投入责任、数据管理、公示制度、绩效管理、资金监管等要求。

（四）严格招标验收

各地应针对农村厕所粪污处理及资源化利用工程项目特点，完善适宜的招标和验收制度。

在招标程序方面，主管部门要严格执行《中华人民共和国建筑法》《中华人民共和国招标投标法》《中华人民共和国合同法》，要强化农村厕所粪污处理及资源化利用项目招投标管理工作，严格执行项目法人制和合同管理制，加大对工程的质量管理和责任追究力度。项目招标应在招标文件内明确工程质量标准、工期、材料设备质量、保修期等要求，综合考量质量、价格、技术、资质及信用等方面因素，不实行最低价中标，确保使用的设施设备及其他等材料符合相关质量要求。要加强合同规范管理，招标项目结束后，要与中标单位签订材料设备供应及施工安装合

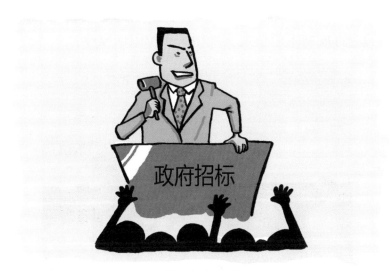

严格招投标程序

同，明确施工单位和项目负责人。

在验收程序方面，施工单位按设计文件、合同和施工图纸的要求，完成项目建设，并在设备、工艺调试完成后，方可提出竣工验收申请。验收由建设单位组织设计、施工、管理、质量监督、监理和有关单位进行。验收过程中严格对照验收清单仔细核对是否合格，对不合格的当场要求施工部门返工整修，合格的由参与验收人员签字确认并建档保存，确保有据可查。

竣工验收后，建设单位应将有关设计、施工和验收文件归档。材料设备供应商、设计单位、施工单位等相关单位应提供设备、设施及污水处理站点的运行维护详细说明书。工程实体验收合格后，方可进行环保验收，验收不合格的应责成施工单位或其他相关单位限期整改。

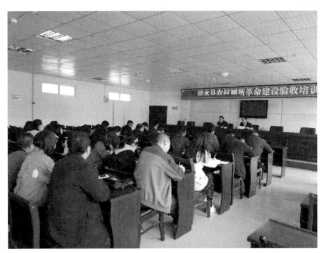

厕所工程建设验收培训

（五）强化监督管理

各级政府及村委会应建立相应的监督管理制度，切实做好农村厕所革命工作的考核评议。通过专项督查、随机抽查等方式，对农村改厕、厕所粪污处理与资源化利用工作进展情况督促检查和考核评估，重点督查组织管理、工程质量和进度、群众满意度、长效管理措施落实等内容。对工作进展快、效果好的个人和集体予以通报表扬及奖励；对工作进展缓慢、存在问题的集体要责成限期整改，整改缓慢的要采取约谈等惩罚措施。

三、拓宽资金融入渠道

当前农村改厕资金主要来自中央及各级地方政府的财政投入，但厕所粪污处理及资源化利用的长效运维还缺少相应的持续资金支持。下一步应在中央财政资金的引导下，建立地方各级政府的资金投入机制，拓宽资金融入渠道，吸引民间、社会资本进入，解决资金缺口，保障长效运维资金投入持续稳定。

四、强化技术支撑服务

目前，农村厕所粪污处理与资源化利用技术力量还相对薄弱，缺少专业技术人员，资源化利用相对粗放，缺少科学指导；部分技术产品还不成熟，需要进一步试验检验后才能推广应用。因此，急需从资源化利用技术模式选择、设施设备运行维护、标准规范等层面，加强对基层干

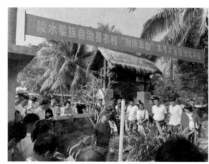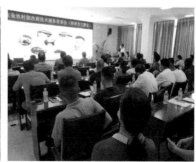

农村改厕技术服务培训

部、管理人员以及农民群众的技术和政策培训，提升治理能力和水平，更好为农村厕所粪污处理与资源化利用提供技术支撑与服务。

五、加强宣传教育引导

长期以来，我国一直处于城乡二元发展结构不平衡状态，城乡差距明显，农民卫生意识薄弱，农村环境改善还有待进一步提升。今后，应持续加强宣传教育，开展经验

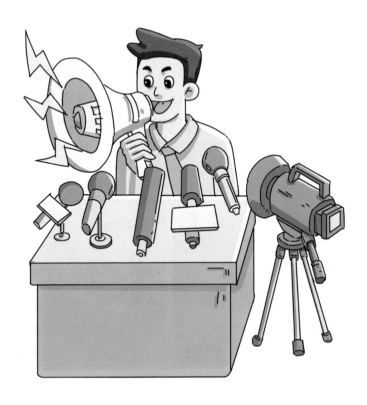

交流，增强农民群众卫生健康、环境保护、生态文明等思想意识，可通过报纸、电视、短视频、互联网等多媒体以及群众喜闻乐见的大喇叭、宣传栏等手段加大宣传力度，加强农村厕所粪污治理与资源化利用知识教育引导。

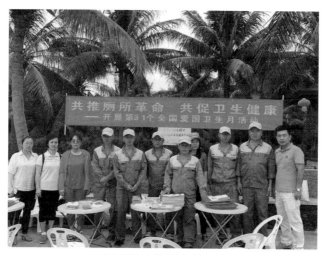

农村厕所革命宣传活动

第七章
国外经验

CHAPTER 7

国外发达国家（如美国、日本）城乡差距不大，经过多年的建设发展，农村厕所粪污治理技术模式相对成熟、相关法律法规和标准规范相对健全、管理制度较为完善，尽管粪污资源化利用方向不以肥料化为主，一些先进的经验做法及治理理念仍值得学习借鉴。

一、美国

（一）技术模式

美国农村地区的厕所粪污等生活污水治理普遍采用分散式处理模式，覆盖全国约25%的人口。分散处理包括原位处理和群集处理两种系统。原位处理系统通常由化粪池和土壤沥滤场组成；群集处理系统是用于两户或两户以上的污水收集和处理系统。总体来说，厕所粪污等生活污水经原位处理或群集处理系统处理后排入地下土壤中，利用土地系统进一步处理净化。

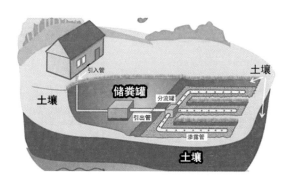

引入管

储粪罐
分流罐

引出管

土壤

土壤

渗露管

土壤

美国农村生活污水原位处理系统示意图

　　在运行管护方面，根据当地的环境敏感度以及采用的分散式处理系统的复杂性，美国环保局提出了5种管理程度逐步增强的管理模式：一是户主自主模式，适用于适合传统分散式系统的低环境敏感度地区，户主负责系统的维护和保养，相关部门定期为户主邮寄保养提示及注意事项；二是专业维护模式，针对低渗透性土壤等中低度环境敏感地区，由具有资质的技工和户主签订维护合约，提供处理系统的维护服务；三是许可运行模式，适用于水源保护区等中度环境敏感地区，向户主签发有限期的运行许可证，在分散处理系统符合要求的条件下，可续签运行许可证；四是机构管理模式，针对饮用水源保护区等高度环境敏感地区，管理主体获得运行许可证后，负责处理系统的日常操作和管护；五是机构所有权模式，针对极高环境敏感度地区，由机构集中建设、运行和维护处理系统。上述管护制度明确了分散式处理系统所有者、相关服务行业和管理机构的职责，有效保障了厕所粪污等生活污水治理的长效运行。

美国农村地区厕所粪污治理政策比较注重发动用户的自觉意识，引导鼓励用户自己承担处理设施的运营管理义务。比如，在新泽西州克兰伯里，住户获得政府补贴后，有义务投工投劳、自行建设符合要求的户用厕所粪污等生活污水处理设施，通常支付约15美元购买为期3年的处理许可执照。按照有关协议，厕所粪污等生活污水处理后，应符合当地排放标准，如果违反有关规定，用户每天将支付1 000美元罚款，或参加不超过90天的社区劳动。对于一些收入较低的地区，政府会采取一些减税或补助等财政手段减轻用户的负担。

（二）法律法规

美国国家环保局通过执行《清洁水法案》《安全饮用水法案》《海岸带法修正案》规范农村地区分散式厕所粪污治理，同时设立与分散式治理系统管理相关的建设项目，比如，水质标准项目、最大日负荷总量计划、非点源管理计划、国家污染排放削减系统计划和水资源保护计划等。

在分散式处理系统监管方面，美国国家环保局于2002

年发布《污水分散处理系统于册》，于2005年发布《分散式污水处理系统管理手册》指导地方政府和群众安装分散式处理系统，开展厕所粪污等生活污水治理及运行维护。

（三）政策资金支持

美国实行多渠道融资手段，各州政府都制定了相对完善的滚动基金计划，由联邦政府和州政府共同负责资金投入。1987年开始实施的《清洁水法案》要求，由联邦政府在拨付给州政府的拨款中安排出一部分专项资金，由各州政府配套一部分资金，用于厕所粪污等生活污水处理设施工程建设、运行管护以及相关的治理项目。除设立滚动基金计划外，美国国家环保局、农业部、房屋和城市发展部以及州政府还提供有其他途径的资金补贴，用于保障农村和郊区的厕所粪污等生活污水设施的建设与运维。

二、日本

（一）技术模式

日本开展厕所粪污治理的核心工作是推动粪污与生活污水一体化治理。对于居住相对集中的村庄，采用村落排水设施进行处理，设计规模在1 000人左右，通过区域下水管网收集村落各个家庭排放的污水，经乡村小型污水处理厂进行集中处理后达标排放。对于分散住户，大力推广使用单独式净化槽或合并式净化槽，能够一并处理包括厕所粪污、厨房污水、洗浴污水等，由农户自行负责管护。对于缺水、缺电的山区，主要推广生态卫生旱厕，采用微生物发酵处理粪污，并进行资源化利用。

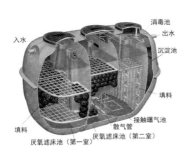

日本小型净化槽构造　　日本中大型FRP结构净化槽构造

在厕所粪污治理的部门分工方面，国土交通省负责下水道及管网建设，农林水产省负责村庄排水与处理设施建设，环境省、国土交通省负责净化槽建设。其中，环境省直属的环境再生资源循环局还专门成立了净化槽推广应用部门，负责指导净化槽安装使用。除政府部门外，日本的许多协会团体、民间组织等，也积极参与并配合政府有关部门开展厕所粪污及生活污水治理，尤其在推广技术产品、提高生活品质、保持卫生健康、增强环保意识等方面做了大量的宣传发动工作，每年为行业培养大量技术和管理人员（表18）。

表18　日本农村厕所粪污及生活污水治理部门分工

下水道法	集中污水治理	流域下水道	2个市、町、村以上区域的下水处理由县级政府管理			国土交通省
		公共下水道，属于市町村内的下水排放处理，由市町村管理	城市公共下水道，属于城市规划事业	单独公共下水道	市、町、村独自处理	
				单独公共下水道	连接到县级流域下水道干线	
			特定环境保护公共下水道，主要指渔村，规划人口<1万人	单独公共下水道	市、町、村独自处理	
				单独公共下水道	连接到县级流域下水道干线或单独公共下水道	
净化槽法	村落排水设施	农业村落排水设施	农业振兴区域内，规划规模20户以上，人口<1 000人			农林水产省
		渔业村落排水设施	渔业村落、规划人口为100～5 000人			
		林业村落排水设施	林业振兴区域内，原则20户以上，通过林业区域综合治理事业实施			
		简易排水设施	山村地区等3户以上、20户以下			
		小规模集合排水处理设施	10户以上、20户以下，地方单独事业			总务省
净化槽法	家庭设施	家庭粪便污水治理	在集中处理区域的周边地区实施	市、町、村设置		总务省
		特定地域生活排水处理设施	以饮用水水源地保护为目的			环境省
		合并处理净化槽	个人家庭设置时，由市町村补助			
集体宿舍处理设施			依据《废弃物处理法》设置，服务人口为101～30 000人			

在运行管护方面，政府负责设施建设审批和定期检查、对净化槽安装和维护等给予资金补助。第三方公司负责提供厕所粪污等生活污水治理的市场化服务，包括设施建设、处理设备生产、后续运行维护等。用户向第三方公司支付费用购买相关服务。

（二）法律法规

分散住户厕所粪污治理是实施难度最大的项目，往往也是法律法规不易细化落实的领域。日本政府颁布了《净化槽法》，用于规范、指导和监管净化槽的推广应用。

在规划建设方面，该法案规定，凡是在没有下水道覆盖的区域新建住房，必须安装净化槽来处理厕所粪污和生活污水。

在运行管护方面，规范了净化槽的生产、安装、维护、清理等环节，通过建立净化槽施工企业及点检企业注册制度、净化槽清扫企业许可制度，净化槽安装工和净化槽运维工资格认定制度等，明确了参与各方的主体责任。第三方行业机构涉足农村厕所粪污治理的准入要求较高，包括设备制造公司、建筑安装公司、运行维护公司和污泥清扫公司等均需取得相应资质，且从业人员都必须通过培训和考试获取相应的专业证书。

在服务监管方面，用户向行政机关提出建设使用净化槽的申请，县（市）级的行政机关及其指定机构负责审批申请设立、变更、废除，以及监管建设与运行质量。监管有两种，一种是设施建成后的验收检查，主要对设施建成后的出水水质和运行状况进行评估；另一种是设施运行过程中的定期检查。

《净化槽法》还明确规定了违反各项条款时的量刑、经济处罚额度等内容。另外，与净化槽运行管理相关的法律法规还有《建筑标准法》《废物处理法》。其中，《建筑标准法》规定了净化槽的构造组成、处理能力、施工验收，及与住房的匹配性等要求；《废物处理法》规定了净化槽的建设规划、污泥处理等要求。

（三）标准体系

早在1969年，日本政府颁布的《建筑基准法》就明确规定了净化槽的构造标准，之后又经过多次修订完善。日本国土交通省颁布了《净化槽构造标准》，对净化槽的工艺选择、处理效率、设备要求、结构设计、滤料、曝气量等方面的要求进行了规定。此后，又发布了《净化槽构造标准及解说》，对净化槽负荷计算、设备选择、施工安装、维护管理等内容作出了详细的规定。

（四）政策资金

对于不同类型的农村厕所粪污等生活污水处理模式，日本政府采取差异化管理与补助办法。村落以上治理设施大多具有公营或合营性质，主要由农林水产省和总务省负责管理。建设资金由各级自治体（市、町、村）筹集，国家给予一定的财政支持，同时通过向用户收取基础水价加阶梯水价的方式回收运营成本。依据《净化槽》法，相关家庭需要自行建设标准化的家庭式粪便等污水净化设备，一般为家庭承担60%的建设费用，剩余费用地方政府补助2/3，中央政府补助1/3，家庭需定期聘请专业人员对净化设备进行检查、清洁与维护。低收入家庭可向政府申请相应的补助或减免。另外，在水源保护地区、污水治理落后区等地方，家庭只需负担净化槽设置费的10%，国家承担33%，剩余约57%通过发行地方债券筹措。目前，日本也尝试在村落粪污等生活污水排水设施的建设和运营上引进民间资本。

三、欧洲发达国家

欧洲发达国家农村人居环境整治起步早、标准高，已建立了城乡一体化的农村基础设施和公共服务体系，基本完成了农村卫生厕所、生活垃圾和污水治理等基础设施建设，在环保理念、政策法规、技术模式、宣传教育等方而值得学习和借鉴。在分散式厕所粪污等生活污水治理方面，欧洲各国的条件差异较大，对于出水水质的要求也不完全相同。

（一）技术模式

欧洲各国农村厕所粪污与生活污水采取一并处理的模式，有就近接入市政管网、分散处理、集中处理3种方式。在靠近市区的村庄，厕所粪污等生活污水则接入市政管网统一处理。在人口居住分散、人口数不足50人的区域，多采用分散处理方式，对单户或多户农户产生的厕所粪污等生活污水进行单独收集和单独处理，通常采用中小型污水处理设施设备，如污水槽、化粪池等。在村落集中、居住人口数为50～1 000人的区域，一般采用集中处理方式，对村庄产生的厕所粪污等生活污水集中收集、集中处理，通常采用生态处理、生物处理或生物生态组合处理等工艺。

以意大利为例，政府投入大量财力铺设排污管道，以集中纳管方式收集、处理农村厕所粪污等生活污水。排水管网沿公路延伸建设，以公路级别划分责任主体的管理职能。中央、大区和省政府分别负责国道、区道、省道管网的建设，基层政府负责干线到农村支线管网的建设和投资，用户承担公共管道接口向私有土地延伸扩展的费用。政府承担管网运营维护责任，但用户需要向政府支付厕所粪污等生活污水处理费用。由于农村支付能力普遍较弱，处理费用一般按城镇居民支付标准的30%收取。对于不具备条件接入管道的用户，专业服务公司负责帮助建立户用厕所粪污等生活污水储存装置与净化池，用户每年缴纳一定费用，专业人员每年提供1次清理服务，确保设备持续有效运行。

再以德国为例，70%以上的居民生活在居住人口为10万人规模以下的地区，人口数为1 000 ～ 2 000人规模的村镇。在20世纪90年代以前，德国农村厕所粪污等生活污水主要采取集中式处理，即通过排水管道输送到污水处理厂集中处理。进入21世纪后，分散式处理在应用数量与规模上逐步赶超，目前主要采用化粪池+由介质层

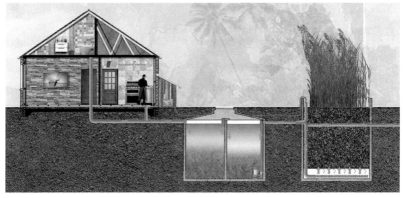

德国PKA生活污水处理系统

和植物组成的土地处理系统，以及各种标准化的生物反应器等。

其他一些欧洲国家，比如芬兰和爱沙尼亚，约90%的厕所粪污纳入城镇污水管网集中处理，其余约10%的厕所粪污采用就地分散处理方式处理。其中，以家庭为单元的户用处理系统是一种常见模式，该系统由化粪池和埋入地下的土壤渗滤系统构成，粪污经吸附、过滤、微生物降解等净化作用后流入潜水层，或再次收集用于庭院绿化景观灌溉。英国乡村厕所粪污等生活污水处理也有集中式和分散式两种。集中式处理一般采用生物滤池、生物转盘、延时曝气活性污泥池、生物氧化接触，以及氧化沟等生物处理技术；分散式处理则一般采用污水槽、化粪池等处理技术。

（二）法律法规

欧洲各国普遍建立较为完善处理设施和配套处理系统，厕所粪污等生活污水分类收集、就地处理后可循环利用，很大程度上得益于治理相关法律法规的健全。1991年，欧盟通过城市污水处理的法规（UWTD），根据处理规模和所处位置确定处理要求，并设定了相应的期限。所处区域可分为敏感区域、一般区域和非敏感区域。《市政污水准则》（91/271/EWG）在条款3和条款7中规定了厕所粪污等生活污水分散处理要求："所有成员国必须确定，到2005年年底，所有进入下水道的市政污水必须经过适当处理才可排入河流。对于生活污水处理后排入内域河流且居住人口数少于2 000人规模的村镇、生活污水排入沿海河流且居住人口数少于1万人规模的村镇，如果下水道设施不能有效保护环境或投入性价比非常低，应采用分散处理系统或者其他相应治理措施，确保内域或沿海河流的水体环境不受污染。"

20世纪70年代荷兰就陆续颁布了《环境管理法》《水管理法》《废弃物污染防治法》等一系列法律法规，明确规定个人要根据"谁污染、谁付费"的原则，缴纳厕所粪污等生活污水治理的相应税赋。英国在20世纪90年代颁布了《水资源法案》《环境法案》等重要法律法规，对乡村厕所粪污等生活污水处理作出了明确要求。德国每个州都制定了相应的"水法"，针对不同的排放要求，设定了不同的处理目标，包括仅消减COD，同时消减COD和氨氮，同时消减COD、总氮和磷等。2003年，芬兰颁布了《排水管网以外地区生活污水处理政府法令》，又称《本地污水处理法令》（OWSD），对厕所粪污等生活污水处理后排放提出一般性环境要求。另外，还颁布有环境保护法（86/2000）、本地污水处理法令（542/2003）以及各地的城市环境保护规定等。

四、经验借鉴

总体来看，西方国家的治理经验有四方面特点，一是普遍将农村厕所粪污与生活污水一并治理，降低管理成本；二是建立完善的农村厕所粪污等生活污水治理相关法律法规，制定健全的治理标准规范；三是引导社会团体等形成多方参与局面，吸引多渠道资金投入形成保障体系；四是通过法律约束，建立农户付费等参与机制。

与先进国家相比较，我国地域间经济发展水平不同、气候类别和地貌特征多样化、自然资源禀赋差别较大、文化习惯各有特点，推进厕所粪污处理与资源化利用也必然面临更为复杂的情形，应从完善法律法规、健全标准规范、建立专业化运维体系、提高企业和农户参与度等方面借鉴国外经验做法。

一是完善法律法规，健全标准规范。在法律法规、标准规范方面，我国农村环境治理主要适用《中华人民共和国环境保护法》《中华人民共和国水污染防治法》等，还没有建立农村厕所粪污等生活污水治理的专门法律法规。因而，当前我国亟需从立法着手，根据不同地区属性（如环境敏感区域、水源保护地等）确定治理范围，加快制定灵活的具备操作性的农村厕所粪污治理政策，充分发挥政府的统一规划和指导作用，促进行业健康发展。

在标准规范上，尽管国家层面发布了《农村户厕卫生规范》（GB 19379—2012）、《农村三格式户厕建设技术规范》（GB/T 38836—2020）、《农村三格式户厕运行维护规范》（GB/T 38837—2020）、《农村集中下水道收集户厕建设技术规范》（GB/T 38838—2020）等规范，各地也制订了相应的厕所建设、改造地方标准，对三格式化粪池、双瓮漏斗式、三联通式沼气池、粪尿分集式、双坑交替式和下水道水冲式等主要技术模式进行了规范，但在技术产品、规划设计、施工建设、运行管护、处理利用、环境评估等方面的标准规范仍处于空乏状况，需要建立完善。下一步，应加快推进农村厕所粪污处理与资源化利用的国家和地方标准体系建设，用完备的标准规范科学指导农村厕所粪污治理，有序推进。

二是健全后续管护机制，强化运行管理。目前，我国各省份农村厕所粪污治理还一定程度上存在"重建设，轻管理，缺少运维资金、后续管护乏力"的问题，应进一步探索建立第三方参与、农户付费相结合的管护制度，严格执行厕所粪污治理各环节标准规定，加强专业化人员队伍建设，吸引多元资金投入机制，完善督导监管制度，建立有制度、有标准、有队伍、有资金、有监督的后续运行管护机制，保障农村厕所粪污处理与资源化利用的长效持续发展。

　　三是建立企业激励机制与农户付费制度。农村厕所粪污治理任务重、收益低、涉及面广，公益属性十分突出。日本的经验做法证明，建立合理的投资回报机制是实现农村厕所粪污等生活污水治理长效性、持续性的前提。农村厕所粪污等生活污水治理的设施建设及运行维护应由政府主导、市场运作，可通过一定利益回报的方式吸引专业化企业参与治理的积极性和主动性。另一方面，农民作为厕所粪污治理服务的直接受益者，有义务支付一定服务费用，分担一部分长效运行管护带来的财政压力。

　　总体而言，相较于西方发达国家，我国农村厕所粪污治理起步较晚，且受经济条件、生活习惯、用肥需求等影响，不可能全面照搬西方模式。在有条件的地方，可通过建设生活污水处理设施，有序推进厕所粪污等生活污水一体化治理；在不具备条件的地方，一定时期内仍需探索农村厕所粪污资源化利用途径，并逐步完善法律法规、标准规范、资金投入、建设运维、监督管理等方面的机制建设。

第八章
风险防范与保障措施

CHAPTER 8

农村厕所粪污处理与资源化利用是一项复杂的系统工程，涉及面极广，应从规划设计、施工建设、运转维护、资源化利用、长效运维等多环节加强安全风险防范。同时，也要从资金投入、机制完善、科技支持、监督管理等方面加强保障，确保农村厕所粪污治理效果的持续性和长效性。

一、风险防范

（一）规划建设风险防范

农村厕所粪污处理与资源化利用设施规划建设阶段，应做好风险防范预案，主要包括规划失误风险、建设质量风险、施工安全风险等。

一是规划设计风险及防范措施。规划设计科学是最大的效益，规划设计失误是最大的浪费，规划折腾是最大的忌讳。为防范规划设计风险的出现，应结合地方实际，统筹规划设计农村改厕、粪污处理与资源化利用全过程。准确掌握厕所改造和粪污处理的基本底数，科学设计项目方案，将农村户厕改造、改厕整村推进、粪污处置设施建设、资源化利用、管护运营机制等方面通盘考虑同步推进。对于已纳入旧村改造、拆迁规划的村庄，要正确处理当前建设和长远发展的关系，暂缓启动；对于未列入旧村改造、拆迁的村庄，要加强统一规划，以避免建设资金的浪费。

二是建设施工质量风险及防范措施。农村改厕、厕所粪污处理及资源化利用包括厕所改造、粪污收集、转运和处理等多个环节，工作量大，涉及千家万户，情况千差万别，施工分散，与集中施工的项目相比，管理难度高，对质量监管的要求更高。如果产品和建设质量不达标，会直接影响到设施的正常运转和农民的正常生活，而且还存在粪污污染环境风险，威胁农民身体健康。

推进农村改厕首先要在统一质量目标认识、健全质量管控体系、落实责任机制方面下功夫，坚持质量优先，推进农村改厕工作建设标准化、管理规范化。切实按照《关于切实提高农村改厕工作质量的通知》（中农发〔2019〕15号）文件的精神，加强事前、事中和事后建设施工全过程的质量管理和控制，重视施工工序的质量监管，严把施工质量、产品质量、竣工验收等质量关。管理施工工序：

首先，要统计和分析施工相关数据，判断整个施工过程是否正常稳定，监督工程技术工艺是否落实到位，施工流程是否规范，建设误差是否在可控范围内，促使施工人员严格遵循施工流程，综合考虑施工环境和条件，把握施工进度，对整个施工过程进行跟踪动态监理。其次，重点监管施工关键环节，例如混凝土施工、结构施工等，保证施工关键环节的安全和效率。再次，严格按照施工要求进行工程验收，包括中间环节验收和竣工验收，施工单位要自检和接受专项检查，对于工程的隐藏部分，要做好中间环节的记录、检查，确保工程验收合格。

三是建设施工安全风险及防范措施。一般而言，工程建设施工常见的安全风险种类主要有机械伤害、高空坠落、触电事故、构筑物倒塌、物体打击等。工程建设中安全风险因素主要来自以下几方面：一是施工人员操作的不规范，部分人员由于操作不当造成机械设备出现故障对施工现场的人员形成伤害；二是工程建设机械设备的质量和运行状态问题，例如有些工程建设机械设备年久失修，易发生线路老化等故障，造成危险；三是施工环境风险，在施工过程中会遇到雷电、雨雪天气，可能造成意外事故；四是其他方面，例如由于工程设计上的不合理或综合作业安排不当造成的安全问题。

为防范安全风险的出现，一要建立完善的安全风险防范体系，对工程施工过程中可能遇到的风险进行全面分析，并就存在的风险提出相应的风险防范措施，确保建设工程施工免受风险因素的影响。二要加强施工现场安全管理。施工现场安全管理是建设工程管理的重要方面，涉及施工人员的施工安全、机械的操作安全等，要创造良好的施工环境，确保施工材料堆放有序、道路通畅，现场安全防范措施落实到每一个环节、每一个人上。三要加强人员安全教育与管理。坚持以人为本的原则，加强对施工人员的指导和安全教育，建立严格的管理制度，对进入施工场地人员必须做好安全防护，对一些严禁烟火的施工场地，禁止施工人员抽烟。在相关机械的操作上，应聘请专业操作人员进行操作，在大型机械运行过程中，机械下方严禁站人，在部分机械施工区域设立围栏等，确保工程施工安全顺利。

（二）粪污收转储风险防范

农村厕所粪污在收转储过程中，如果操作不当、设施设备维护不及时，则存在着粪污跑冒滴漏、臭气泄露飘散等污染环境及病菌传播危害健康的风险：粪便残留在便池上未及时清理，存在蚊蝇孳生，病原体直接接触或间接粪口传播风险；粪便被水冲入下水管道中会产生携带病菌的"气溶胶"，是潜在又较难控制的气溶胶传播风险，同时也

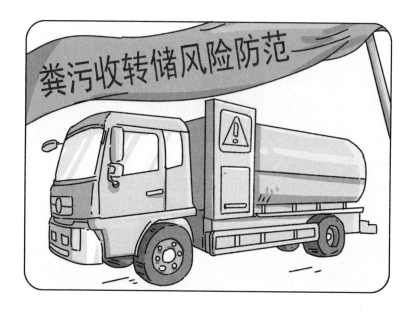

会因下水管铺设方式不同而存在着不同程度的"气溶胶回升"风险；化粪池设备老化、管网系统破损等易造成粪污渗漏、臭气外溢，导致环境污染，增大病菌传播风险；吸粪过程中因密封不严，存在粪污滴漏或"气溶胶"环境污染和病菌传播风险；运输过程中粪污"冒、跑、滴、漏"现象，会对沿途产生环境污染，存在病毒传播风险；在粪污暂存或存放期间，存在因设施破损而产生的液体泄漏和臭气外溢等风险。

为避免上述风险发生，在厕所粪污收转储过程中应采取适当措施加强防范。一是应加强农民卫生习惯的培养，做好厕具等日常卫生清洁，防止孳生蚊蝇、厕屋出现异味。二是定期巡检管道、吸粪车和化粪池等设施设备，巡查管道有无破损、移位、渗漏、堵塞，化粪池有无破损、变形、脱节、开裂，吸粪车密闭性、定位功能是否完好等现象。三是应及时维修维护，发现管道和化粪池异常时应及时进行维修或更换，堵塞时应及时疏通；对于年久破损的管道和化粪池，尽快维修或更换；对于厕屋异味严重的，应检查洁具是否安装防止臭气回溢装置，应在厕具下方安装"S"形存水弯，若不能满足最小离地距离的，可在埋地横管设置"P"形存水弯。四是应及时清掏化粪池，维管单位应加强一线人员的培训和管理，及时清掏，管维规范。五是应加强粪污暂存、储存等装置的管理，避免粪污泄漏和臭气外溢。

（三）无害化处理风险防范

农村厕所粪污分散处理方式主要存在设施使用不当导致无害化不彻底、设施安装不规范导致粪污渗漏等风险点。例如，三格式化粪池和双瓮式厕所，按照要求洗衣、洗澡水等不能排入其中，当农户把其他生活污水排入时，将导致化粪池的无害化处理效果降低。农村厕所粪污集中处理主要有大三格化粪池、沼气工程、一定规模的黑灰水混合处理工程等，主要存在技术工艺选择不合理、设施设计建设存在缺陷、设备操作不规范、管网破裂、运维管护不当等导致的液体或臭气泄漏、无害化不彻底、出水水质不达标等风险点。

　　为防范无害化处理过程中存在的风险，应严格执行粪污无害化处理操作规范。一要提升对农村厕所粪污处理和管控的操作规范重要性的认识，通过印发明白纸、宣传册，或利用宣传栏、电视、大喇叭循环广播和微信等形式，大力宣传粪污无害化处理操作规范，做到户户明白、人人知晓。二是建管并举，在农村粪污处理设施建设的同时，同步建立健全日常运行和长效管护的机制，做到人员、经费、职责、制度"四落实"。三是加强厕所粪污处理设施运行管理单位的监管，明确责任，落实到人。四是健全巡查、督查、奖惩等机制，促进运管单位提升服务能力和质量。

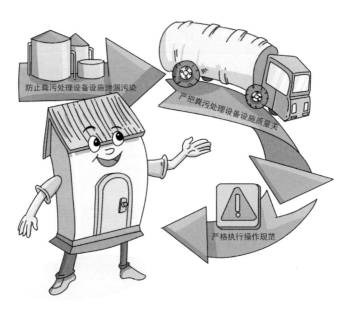

（四）资源化利用风险防范

农村厕所粪污因资源化利用方式不同存在着不同的风险点。在有机肥、沼肥利用中，腐熟不完全或未腐熟施入土壤中会造成作物烧苗烧根、种子不发芽、增加作物病虫害的发生等危害；农田过量施入有机肥、沼液，会导致氮磷流失，造成地下水污染、地表水体富营养化。三格式、双瓮式化粪池从前两池、前瓮中清掏出来的粪污直接用作肥料，存在无害化不彻底、传播病菌的风险。沼气利用主要存在气体外泄造成环境污染风险。

为防范资源化利用中存在的风险，一是健全不同资源化产品使用规范，严格落实资源化利用的规程，加强资源化产品使用监管，确保资源化产品安全利用。二是构建资源化利用受体水、土、气、生等环境影响监测评价体系，确保环境及食品安全。

（五）运维管护风险防范

在运维管护中主要的风险点有触电、高空坠落、处理池落水、有毒有害气体中毒、易燃易爆气体爆炸和火灾、机械伤害、生物感染伤害等。为防范这些风险，应加强检修作业人员、用户及其附近人员的安全防护及安全提示。

一是用电风险及防范。尽管农村厕所及粪污处理系统相对简单，在某些情况下仍配备有搅拌、水泵、风机及照明等电气设备。这些设备常年在室外潮湿腐蚀环境下运行，绝缘层易老化或遭受机械损伤，人触碰时易发生触电事故，造成人员伤害。为预防触电事故发生，需要定期检测电气设备，及时更换老化电缆。

二是坠落风险及防范。坠落物也是厕所粪污处理设施运维中的危险因素之一，检修高空设备或地下管道以及埋藏较深处理池时，要特别防范坠落伤害。应定期检查构筑物上的走道板栏杆和爬梯，如有晃动、腐蚀，应及时维修或更换。

三是人员落水风险及防范。农村厕所粪污处理池一般应封闭加盖，在防护措施不到位、危险标识脱落及违规操作时易发生人员落水甚至溺亡事故，特别是雨天及冰雪季节地滑容易发生落水事故。对于敞口污水池，应在设施周围设置防护栏和安全警示标志，必要时可就近配备专用救生衣、救生圈和安全带。

四是有毒有害气体风险及防范。厕所粪污处理过程中，化粪池、沼气池、厌氧消化池、格栅池、曝气池、储泥池、污泥脱水机房、污泥消化池、污泥浓缩池等均会产生硫化氢、氨气等有毒有害气体，作业运维防护不当时易造成人员伤亡事故。防范此类事故的主要措施是作业人员在下池前，池底、井底应通风并采用专业仪器连续检测，并做好个人安全防护，当有毒有害气体浓度降低到对人体没有伤害后方可下池、下井作业。

五是机械伤害风险及防范。厕所粪污处理设施中常用的水泵、风机等设备的安全防护外罩丢失或失效、违章带电检修等，均可造成机械伤害。为防范机械伤害，首先，要对存有危险的设备，其外露可动部件设置必要的防护网、防护罩。其次，要在有危险的设施设备附近设置安全标志警示牌及照明装置。最后，要加强机械操作人员安全培训，防止违章操作。

六是生物感染伤害风险及防范。生物感染伤害是农村

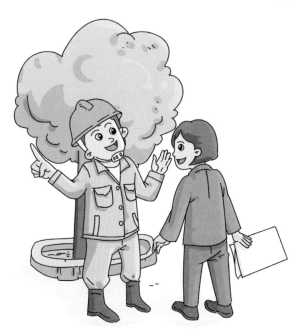

厕所粪污处理过程中不容忽视的因素。在粪污暂存与堆肥场所、化粪池、沼气池、格栅、初沉池、二沉池、污泥池等构筑物富集了大量病原菌、有机污染物等有害物质，对人体健康构成威胁。预防生物伤害，首先，要避免与粪液、污泥直接接触，当粪液、污泥意外喷溅在人身上时，应及时清洗。其次，粪污、污泥应按规定收集、转运、堆放、暂存，不得随地乱堆、随意弃置。

七是火灾风险及防范。厕所粪污处理工程火灾事故通常是电气设备短路、电缆老化、沼气燃爆等因素造成的。防范火灾的措施是应定期检修电气设备、及时更换老化电线、严格遵守沼气存储及利用操作规程等。

二、保障措施

（一）组织保障

我国农村厕所革命实行"中央部署、省负总责、县抓落实"的工作推进机制。按照五级书记抓乡村振兴的要求，把农村人居环境整治作为"一把手"工程来抓，强化市县主体责任。加强部门分工协作，完善工作协调推进机制，统筹整合各类资源，形成工作合力。一是中央有关部门出台配套支持政策，密切协作配合，形成工作合力。二是省级党委政府负总责，把农村改厕列入重要议事日程，明确牵头责任部门，强化组织和政策保障，做好监督考核，建立部门间工作协调推进机制。三是强化市县主体责任，做好方案制定、项目落实、资金筹措、实施推进、管护运行等工作。四是健全激励问责机制，对整治措施有力、效果显著、群众满意度高的单位和个人，适时给予表彰奖励；对整治措施不力、搞虚假形式主义、劳民伤财实施无效的，要依法依规批评问责。五是建立完善投诉响应机制，畅通群众反映问题渠道，力争在基层和萌芽状态解决问题。

（二）科技保障

2020年3月，农业农村部等多部门联合印发《关于抓好大检查发现问题整改扎实推进农村人居环境整治的通知》提出，将农村人居环境整治技术研究创新列入国家重大科技项目，加大科技研发、联合攻关、试点示范力度。选优配强农村人居环境整治一线工作力量，加强政策宣贯和业务培训，改进工作作风，提升人员素质和能力。

（三）资金保障

一是中央政府资金。根据中央农办、农业农村部等8部门联合印发的《关于推进农村"厕所革命"专项行动的指导意见》中的有关分工，经国务院批准，从2019年起农业农村部会同财政部组织开展农村厕所革命整村推进财政奖补工作，由中央财政安排资金，用5年左右时间，以奖补方式支持和引导各地推动有条件的农村普及卫生厕所，实现农村厕所粪污基本得到处理和资源化利用，切实改善农村人居环境。2019年，中央财政通过转移支付渠道安排专项资金70亿元，支持超过1 000万户农户实施改厕；中央预算内投资中新增设立专项并安排30亿元，支持中西部省份以县为单位推进厕所革命等农村人居环境基础设施建设。2019年和2020年，中央财政连续两年对全国农村人居环境整治成效明显的县（市、区）予以激励，每个县给予2 000万元激励支持，主要用于农村厕所革命整村推进等农村人居环境整治相关建设。

二是地方政府资金。2020年3月，农业农村部、国家发展改革委、财政部等6部委发文《关于抓好大检查发现问题整改扎实推进农村人居环境整治的通知》提出，将农村人居环境整治任务作为农村补短板主要内容纳入相应规划和政策支持范围，继续加强财政资金投入保障。允许县级政府按规定统筹整合相关资金，集中用于农村人居环境整治，积极引导社会资本参与。鼓励各地发行地方政府债券支持符合条件的农村人居环境整治项目建设。落实相关设施建设用地、用水用电保障和税收减免政策。各级地方政府根据本地具体情况积极筹措资金。比如，发行地方政府债券支持符合条件的地方开展农村厕所革命相关项目建设。

三是农户自筹资金。主要通过激发群众自觉付费意识，逐步建立农户付费制度，形成政府投入一部分、农户投入一部分的分担付费机制。根据我国农村实际情况，可采取农户直接出资、以投工投劳方式替代出资两种方式。

四是其他渠道筹措。2020年4月，农业农村部办公厅印发《社会资本投资农业农村指引》，引导社会资本有序投入农业农村，加快形成乡村振兴多元投入格局。主要有村集体经济补贴、社会资本和金融资本支持等渠道，但资金量相对较小，其中社会资本和金融资本一般用于厕所粪污等生活污水集中治理。

（四）政策保障

在中央层面，2019年4月，财政部、农业农村部印发《关于开展农村"厕所革命"整村推进财政奖补工作的通知》，组织开展农村厕所革命整村推进（以下称整村推进）财政奖补工作，中央财政安排资金，用5年左右时间，以奖补方式支持和引导各地推动有条件的农村普及卫生厕所，实现厕所粪污基本得到处理和资源化利用，切实改善农村人居环境。同月，中央农办、农业农村部印发《关于做好农村"厕所革命"整村推进财政奖补政策组织实施工作的通知》，对农村厕所革命整村推进财政奖补政策有关组织实施工作作出相关规定，并就奖补资金的使用原则、使用程序、使用范围进行了细化说明。

在地方层面，各省份也因地制宜制定了相应的政策，有力推动了农村厕所革命相关工作落地落实。

山东省政府于2016年3月印发《山东省农村改厕省级奖励补助办法》，提出了奖补政策，省级财政按照平均每户300元标准进行奖补，市、县级财政原则上要不低于省级资金奖补标准。2019年10月，发布《山东省农村"厕所革命"整村推进财政奖补实施方案》，制定了厕所革命整村推进的财政奖补政策。

吉林省政府于2016年8月印发《吉林省农村厕所改造奖补资金管理办法》，省级预算安排专项资金用于支持市县开展农村厕所改造，采取"先预拨、后清算"的方式拨付，由省财政厅和住房城乡建设厅共同管理，执行期限为5年。

黑龙江省政府于2017年4月印发《黑龙江省村级公益事业建设一事一议财政奖补资金管理办法》，明确从"一事一议"财政奖补资金中安排农村厕所革命相关资金。于2018年12月印发《黑龙江省农村室内户厕改造及室外公共厕所建设专项实施方案（2018—2020年)》，明确支持政策和补助标准。按照"政府补助＋农户适当出资"原则，多渠道筹集室内户厕改造资金。2019年，印发《黑龙江省农村"厕所革命"实施方案（2019—2020年)》《黑龙江省农村改厕资金管理使用办法》，明确省级财政对室内水冲厕所每户补助4 000元、非水冲生态厕所每户补助2 000元的标准，形成较为完善的政策制度体系。

甘肃省政府于2019年4月印发《2019年农村"厕所革命"实施方案》，制定了相关奖补政策。省财政安排3亿元奖补资金，市县加大资金投入。根据计划先预拨部分资金启动改厕工作，在厕所改建新建完工并经县乡逐户验收、市州复验、省上组织第三方评估和抽查后，落实奖补资金。

山西省政府于2016年3月印发的《关于2016年新实施强农惠农富农补贴政策的通知》提出，对农村改厕改浴实施奖补，加快推进农村人居环境改善。2019年6月，印发《山西省农村"厕所革命"专项行动方案》，主要支持农村厕所前端卫生化改造、后续管护、粪污处理和资源化利用等。

重庆市政府于2017年印发的《重庆市农村卫生厕所改造建设三年行动规划和年度实施计划（2018—2020年)》提出，市财政局统筹协调相关涉农建设资金，支持农村卫生厕所改造建设与厕所粪污治理，对农村卫生厕所改造建设取得明显成效的区县，市财政通过转移支付进行奖补。

天津市政府于2019年印发《天津市2019年农村厕所

改造财政奖补工作方案》，明确了农村"厕所革命"财政奖补原则、奖补范围和对象、奖补标准和资金分配、奖补程序安排、资金管理要求等事项。于2020年印发《关于进一步做好农村"厕所革命"工作的函》，将普通农户的市级奖补标准，每户由500元提高至1 000元，惠及全市54万余农户。

河南省政府于2019年1月印发《关于进一步加快农村户用厕所改造工作的意见》，明确省财政统筹农村厕所革命等农村人居环境整治涉农专项资金，市、县级财政要结合财力状况和工作需要，调整优化支出结构，加大财政投入，安排财政专项奖补资金。从2018年起，河南省财政3年共列支16亿元，按照每户200元的标准用于农村户厕改造奖补。

广东省政府于2019年3月印发《广东省农村"厕所革命"财政奖补资金管理细则》，制定奖补资金的用途、支持范围、使用对象和执行管理等方面的细则。

各地通过出台印发一系列文件，明确了农村厕所革命奖补资金的使用范围、对象、标准、用途等内容，进一步规范和加强了农村厕所革命整村推进财政奖补资金、项目和绩效管理，有效提升了项目建设质量和资金使用效益，有力支持了厕所粪污无害化处理与资源化利用等农村厕所革命工作的开展，极大地改善了农村人居环境。

附件1 农村厕所粪污无害化处理与资源化利用指南

为深入贯彻习近平总书记关于农村厕所革命的重要指示批示精神，全面落实党中央、国务院部署要求，按照《农村人居环境整治三年行动方案》《关于推进农村"厕所革命"专项行动的指导意见》《关于切实提高农村改厕工作质量的通知》要求，改善农村厕所卫生条件，以就地就近处置、源头控污减排为原则，促进农村厕所粪污无害化处理与资源化利用，切实改善农村人居环境，不断提升农民群众获得感幸福感，特制定本指南。

一、主要方式

我国农村厕所主要包括简易旱厕、三格式、双瓮（双格）式、沼气池式、粪尿分集式、双坑（双池）交替式、完整上下水道水冲式等类型。农村厕所粪污治理是推进农村厕所革命的关键，重点是解决粪污无害化处理问题，在此基础上积极推进资源化利用。

（一）水冲式厕所粪污分散处理利用

分散处理利用包括单户、联户两种。为实现无害化处理，应确保厕所粪污贮留的有效时间，三格式化粪池第一池不少于20天，第二池不少于10天，双瓮（双格）式化粪池前瓮（格）不少于30天，三联通式沼气池不少于45天。使用沼气池进行无害化处理的，可统筹处理厕所粪污、畜禽粪污、餐厨垃圾、农作物秸秆、尾菜等农业农村有机废弃物，鼓励充分利用已有沼气池。处理后的粪污可采用两种方式进行资源化利用，一是液态利用，即达到无害化处理要求的粪液，稀释后就地就近就农利用，也可排入土壤渗滤系统或人工湿地等进行生态处理；二是固态利用，即粪渣、粪皮及沼渣等就地堆沤腐熟、就地就近就农利用，也可收集转运至集中处理点再处理利用。

（二）水冲式厕所粪污集中处理利用

主要包括3种方式。一是通过污水管道纳入城镇污水处理系统，即城乡接合部等有条件地区具备完整上下水道的农村厕所粪污，可通过管道与厨房污水、洗涤污水等其他生活污水一并收集，进入城镇污水处理系统集中处理后，达标排放。二是通过污水管道收集进入污水处理设施，即整组整村或联组联村的具备完整上下水道的厕所粪污，可通过管道与厨房污水、洗涤污水等其他生活污水一并收集，进入污水处理设施集中处理后，达标排放；有条件的地方也可建设沉淀池，通过管道单独收集厕所粪液（不接入厨房污水、洗涤污水等其他生活污水），接入大三格式化粪池，处理后就地就近利用。三是通过抽排设备转运集中处理，即不具备纳管收集条件的农村厕所粪污，如与厨房污水、洗涤污水等其他生活污水混合的，可通过抽排设备将户厕化粪池粪污转运至城镇污水处理系统或污水处理设施集中处理；如未与厨房污水、洗涤污水等其他生活污水混合的，可通过抽排设备转运至发酵池或已有沼气工程等集中处理设施处理。利用沼气工程处理厕所粪污的，可与畜禽粪污、餐厨垃圾、农作物秸秆、尾菜等一并处理，沼气可作为能源利用，沼液、沼渣可用作肥料。

（三）卫生旱厕粪污处理利用

使用双坑（双池）交替式、粪尿分集式等卫生旱厕处理粪污的，如厕后应在粪污表层覆盖草木灰、秸秆粉末、锯末和沙土等，同时做好密封，防止臭气扩散。如添加菌剂，应与覆盖物混合均匀后使用，促进粪污发酵腐熟、杀灭有害细菌及除臭。清掏出来的旱厕粪污可堆沤腐熟后利用。粪尿分集式卫生旱厕收取的尿液，贮存10天左右后可稀释利用。

（四）简易旱厕粪污处理利用

目前还有部分农村在使用没有改造的简易旱厕，厕所粪污尽量就地就近堆沤腐熟后利用。未利用的厕所粪污可清掏转运至集中收集点处理利用。

二、运行机制

政府要强化农村厕所粪污无害化处理与资源化利用的指导引导作用，统筹规划、科学布局、加大支持、强化监管，逐步探索市场化解决路径，推动粪污就地就近资源化利用，调动村集体、农民群众和社会力量参与运行维护，逐步建立多元化、多主体的长效运行机制。

（一）政府全程管理的运行机制

统筹城乡厕所粪污管理，将城市城建、环卫等部门承担的厕所粪污治理向农村延伸，构建城乡一体化的处理利用体系。

（二）引入第三方专业服务公司的运行机制

通过政府特许经营招标、政府和社会资本合作等方式引入第三方专业服务公司，对农村厕所粪污的收集、储运、处理进行市场化、专业化、规范化运作。鼓励有条件的拓展资源化利用服务。

（三）委托新型农业经营主体的运行机制

委托新型农业经营主体开展农村厕所粪污处理服务，与农业生产相衔接，就地就近就农资源化利用。政府购买服务、政府和社会资本合作等方式应鼓励新型农业经营主体参与。

（四）依托村集体的运行机制

由村集体通过设立公益性岗位或组织农民开展农村厕所粪污处理服务，厕所粪污应主要就地就近就农资源化利用。鼓励有条件的地方建设沤肥池或粪肥周转储存池，解决农业生产季节性用肥需求问题。

（五）农户自用

由农户自行清掏自家经三格式、双瓮（双格）式和堆沤处理的粪污，就地就近就农资源化利用。要加强对农户的宣传引导，强化卫生厕所知识，提升卫生意识，增强做好自家化粪池或卫生旱厕管护的意识和能力。

三、需要注意的问题

（一）确保无害化处理效果

不得将厨房用水、洗涤用水等其他生活污水排入三格式化粪池、双瓮式化粪池或沼气池等无害化处理设施，确保发酵效果。应避免从三格式化粪池的前两池、双瓮式化粪池的前瓮或不具备无害化处理能力的储粪坑中抽取粪液和粪渣直接还田利用或未经处理直接排放。

（二）坚持与农业生产相结合

应充分考虑当地农业生产需要，以农牧循环、就近消纳、综合利用为主线，与农村庭院经济和农业绿色发展相结合，积极探索多种形式的农村厕所粪污无害化处理与资源化利用模式。

（三）加强运行维护

应充分考虑当地人口数量、经济发展、地貌气候、农民需求等实际情况，建立健全农村厕所粪污无害化处理与资源化利用运行维护机制，发挥长效作用。对于小型污水处理设施或沼气工程等设施设备，鼓励由相应的专业技术人员运行维护。

（四）逐步开展风险监测评价

积极推进农村厕所粪污无害化处理与资源化利用风险监测、评价和防范体系建设。进行清掏作业时应做好个人卫生安全防护，使用抽排设备转运厕所粪污应控制运输距离。有条件的地方可开展安全性研究评估，探索多样化的处理利用方式，提高农村厕所粪污精准化利用水平。

附件2 农村厕所粪污处理及资源化利用典型模式

为深入贯彻习近平总书记关于农村厕所革命的重要指示精神,全面落实党中央、国务院部署要求,按照2019年11月农业农村部、卫生健康委、生态环境部《关于开展农村厕所粪污处理及资源化利用典型范例遴选推介工作的通知》要求,根据组织管理、资金投入、技术模式、运行管护、主体参与等方面情况,在分区分类基础上凝练总结出9种典型模式。

一、以政府为主导的模式

(一)县级政府投资建设+镇村组三级运维+农户付费+黑灰水分离+大小三格式化粪池两级处理+湿地净化/还田利用

县级政府投资建设大小三格式化粪池、人工湿地等设施,配备吸粪车辆,设立长效管护专项资金,成立村级厕所服务站负责运维,实行镇督导、村落实、组实施的管护模式。厕所粪污即黑水经小三格式化粪池处理后,部分达到无害化处理要求的粪液可就地就近就农利用;其余部分经过管网与厨房污水、洗涤污水等其他生活污水汇入大三格式化粪池,处理后进入人工湿地净化。粪渣、粪皮与其他农业农村有机废弃物一起堆沤成农家肥，或转运至有机肥企业用于肥料生产。

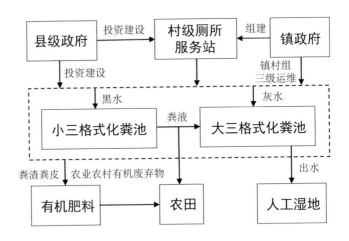

典型范例1：湖北省襄阳市枣阳市南城街道办事处。该范例覆盖17个村（社区）、6 602户。2018年6月以来，积极探索推广"三二一"（三水分流、两级处理、一片湿地）模式，综合治理"三水"（厕所粪污、厨房污水、洗涤污水）。在建设投资方面，县政府投资3 840万元，建设3 882户小三格式化粪池、35个村级大三格式化粪池、35处人工湿地和10座农村公厕。在处理利用方面，厕所粪污进入小三格式化粪池处理后，部分还田利用；部分与厨房污水、洗涤污水等其他生活污水一并进入村级大三格式化粪池处理，出水可进入人工湿地深度净化，达标排放或景观利用。大小二格式化粪池清掏出的粪渣、粪皮与畜禽粪污、秸秆、有机生活垃圾等农业农村有机废弃物一起堆沤成农家肥，或转运至有机肥企业用于肥料生产。在运行维护方面，建立办事处、村、组三级网格化分级管理机制，实行办事处督导、村落实、组负责实施的管护模式，村具体抓、村干部和村保洁员配合实施。办事处每年拿出20万元作为农村厕所长效管护专项资金，其中农村公厕每座每年3 000元管护运营资金，包括人工费、水电费等。建立粪液、粪渣清运服务体系，建设1个镇级、17个村级厕所服务站，配置2辆吸粪车，定期抽取辖区内公厕和户厕粪液，户厕每次收费40 ～ 50元、一般每4 ～ 6个月清掏1次。该模式改变了过去农村厕所臭气熏天、污水横流靠蒸发的状况，当地2万多农民的生活品质发生了翻天覆地的变化，农民群众获得感、幸福感明显增强。

（二）县级政府投资建设＋县级相关部门、镇政府运维＋黑灰水分离处理/混合集中处理＋还田利用/湿地净化

县级政府投资建设大小三格式化粪池、污水管网、污水处理站。进行户用三格式化粪池改造的村，县、镇统一购买吸粪车，组建服务队伍，为农户义务抽取粪污，

有偿提供给种植企业（或大户）使用。对铺设管网、建设大三格式化粪池的村，如果厕所粪污与厨房污水、洗涤污水等其他生活污水混合的，经大三格式化粪池处理后，进入污水处理站或人工湿地，达标排放；如果厕所粪污单独处理的，经管道或抽排设备转运至大三格式化粪池处理，粪液就地就近就农利用。

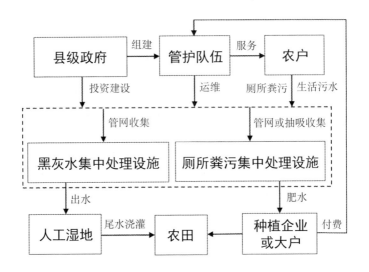

典型范例2：河南省焦作市孟州市。该范例覆盖6个乡镇（办事处）、10个行政村、3 000余户。2018年8月以来，积极探索"改厕治污一体推进、村容乡风同步提升"的模式。在建设投资方面，孟州市投资280万元，在韩东村、太子村铺设污水管网，厕所粪污排入城市污水管网集中处理；投资890万元，在东王庄村、北庄村、司庄村、莫沟村、源沟村、汤庙村6个行政村建设污水处理站，铺设管网或通过抽排设备将农户储粪池与污水处理站连通，黑灰水混合收集处理；投资130多万元，在庙底村、上寨村联户联村建设大三格式化粪池（或沼气池），通过管网或抽排设备将粪污导入化粪池（或沼气池）进行无害化处理。在处理利用方面，厕所粪污主要排入大三格式化粪池进行集中处理，粪液用于灌溉农田或浇灌果园、菜地，粪渣、粪皮用于生产有机肥。一些具备条件的村庄，厕所粪污排入城镇污水管网或污水处理站，处理后达标排放。在运行维护方面，孟州市农业农村局成立农村无害化厕所改造服务中心，开展技术指导、运营维护服务，镇、村两级组建专业队伍对点对户开展服务，进行建管指导等，形成市、乡、村三级技术指导和管护服务体系。目前范例覆盖村已建成10个村级改厕服务站，组建16支专职管理维护队伍，配置5台吸粪车，抽取大小三格式化粪池粪液，有偿提供给种植企业（大户）进行资源化利用。该模式彻底改变了以往"一家清粪满街臭"现象，实现了改厕治污一体推进、村容乡风同步提升，极大改变了农民群众生活习惯，提升了村容村貌，促进了宜居宜业美丽乡村建设。

（三）县级政府投资建设+乡镇政府/村集体运维+污水管网收集+集中处理设施+达标排放

县级财政投资建设农村公共厕所、污水管网、污水处理设施等。乡镇是农村公共厕所长效管理的责任主体；行政村是监管主体；保洁员是具体责任主体，负责农村公共厕所日常保洁、厕具维修、管道维护等。农村公厕、户厕粪污经化粪池沉淀后，与厨房污水、洗涤污水等其他生活污水统一纳管接入污水处理设施集中处理，达标排放或浇灌林地等。

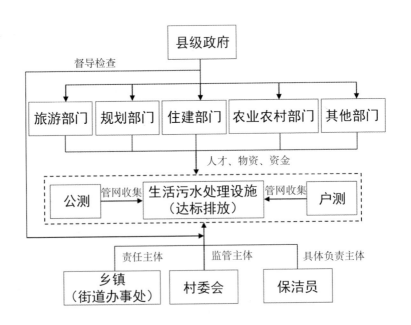

典型范例3：浙江省衢州市衢江区。该范例覆盖10个乡镇、20个行政村、1.01万户。2018年以来，衢江区把农村公厕建设与乡村振兴和全域旅游发展紧密结合，全面开展百个美丽公厕建设行动，积极建立并落实农村公厕长效管理"三个三"模式（即配套化粪池、污水管网、人工湿地3类设施，建立粪污处理、日常保洁、督查考核3项制度，抓好乡镇、行政村、保洁员3类主体），确保农村公厕建好、管好、用好，粪污得到科学有效处理。在建设投资方面，以政府投入为主，村、户投工投劳为辅，区、乡镇共投入约800万元，建设农村公厕51座，配套建设大三格式化粪池、污水管网、人工湿地等粪污处理设施。在处理利用方面，公厕粪污进入三格式化粪池处理后，污水进入管网，经过污水处理设施净化处理后排放，化粪池清掏出的粪渣、粪皮堆沤成农家肥。在运行维护方面，制定出台《衢江区农村公厕长效管理办法（试行）》，区财政按照每座公厕每年4 000元的标准设立农村公厕长效管理专项资金，建立区、乡、村、户、保洁员五级联动长效管理机制，区级负责统筹指导、乡镇负责具体落实、村级负责日常监管、农户负责参与监督、保洁员负责日常具体运维，共配备保洁员83人，粪污处理清运车2辆。该模式保证了公厕建成后正常使用，实现了农村公厕粪污无害化处理覆盖率100%、行政村覆盖率100%、长效管理覆盖率

100%，推动了"衢州有礼"文化在乡村落地生根，显著改善了农村人居环境。

典型范例4：福建省宁德市周宁县泗桥乡。该范例覆盖12个行政村。2017年以来，紧紧围绕"四个相结合"（政府主导与全民参与相结合、统一谋划与因村施策相结合、集中建设与长效管理相结合、改厕改水与乡村发展相结合），制定"三个统一"（统一规格、统一规划放样、统一组织验收），探索推广"三化"（污水净化、粪污资源化、管理常态化）治理模式。在建设投资方面，累计投入1 600余万元，完成12个行政村改水工程，新建污水处理厂1座，灵活设计、新建、改造污水管网14公里。给予每户2 000元补助鼓励群众进行"旱改水"，累计拆除旱厕316座，完成改厕451户，新建公厕12座，实现行政村公厕全覆盖。在处理利用方面，厕所粪污经化粪池沉淀后，粪液通过管网收集进入村级污水处理设施，处理后达标排放或浇灌利用。在运行维护方面，乡级领导直接抓，村、组两级配合管，全乡聘用55名保洁员。将改厕改水工作列入各村年终绩效考评，对整治效果明显的村给予奖励，奖励金额为10万元、8万元、6万元不等，实现管护常态化。该模式彻底改变了农村粪池朝天现象，明显提升了农民群众健康文明意识，形成了"人人参与改厕改水，建设美丽幸福新泗桥"的浓厚氛围，农村人居环境面貌大幅改观。

二、以第三方专业服务公司为主导的模式

（一）政府引入社会资本投资建设＋第三方专业服务公司运维＋污水管网收集＋一体化设施处理＋达标排放

县级政府对农村公厕、户用厕所建设改造给予补助。通过政府和社会资本合作模式，建设农村生活污水治理工程，包括污水收集管网、污水处理设施等。通过政府购买服务方式，委托第三方专业服务公司进行设施维护、日常保洁等专业化、规范化管理。以自然村为单元，建设污水收集管道，实现黑灰水混合一体化设施集中处理，达标排放。

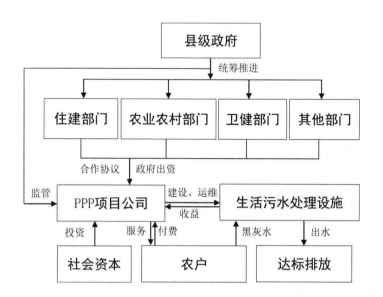

　　典型范例5：福建省漳州市长泰县。该范例实现县域全覆盖，涉及农户4.1万户。2018年以来，全域推进厕所革命，同步实施农村污水处理设施建设工程政府和社会资本合作项目，建设厕所粪污、厨房污水、洗涤污水等生活污水收集管道及一体化处理工程，入选财政部政府和社会资本合作示范项目，促进农村公厕大变样、农村户厕全覆盖、农村污水全处理。在建设投资方面，县财政对新建农村水冲式公厕按每蹲位补助2 500元，2018年以来各级财政共投入2 900多万元，其中污水处理设施建设2 661万元、户厕和公厕新建改造280.5万元。获得中国银行授信额度计划4.75亿元，目前已明确3.25亿元拨款额度、已放款1.17亿元。在处理利用方面，厕所粪污经三格式化粪池处理后，与厨房污水、洗涤污水等其他生活污水混合，经三级沉淀处理后进入人工湿地或生物膜反应器处理，达标排放或浇灌利用。在运行维护方面，采用政府和社会资本合作方式引进第三方专业服务公司参与乡镇污水管网、农村污水处理设施建设运维；每年通过政府购买服务计划，打包由该公司全面负责设施维护管理、卫生保洁等，实现专业化、规范化管理。该模式改变了过去农村厕所臭气熏天、污水横流的状况，农村人居环境明显改善。

（二）县级政府投资建设＋第三方专业服务公司运维＋农户付费＋一体化设施处理＋农田浇灌

县级政府整县规划，分区分片投资建设农村厕所粪污集中处理中心、信息化管理平台，购置吸粪车及其配套清洗设备。通过政府购买服务，委托第三方专业服务公司负责粪污抽取收运、处理中心运维、农户厕具维修等，粪污清掏费用由政府补贴一部分、农户承担一部分。厕所粪污采用厌氧—好氧组合工艺处理，出水达到《粪便无害化卫生要求》（GB 7959—2012）可就地就近就农利用。

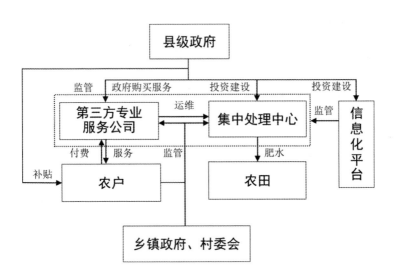

　　典型范例6：河北省邯郸市邱县。该范例覆盖5个镇2个乡217个行政村，农村常驻户数5.19万户。2018年7月以来，积极探索农村厕所粪污处理"两收集、两利用"新模式（对生活污水集中收集、二次利用，对厕所粪污收集、集中处理、再利用）。在建设投资方面，县政府投资105万元，建设7个厕所粪污集中处理中心，每个中心覆盖约3万人，全县厕所粪污处理率达到100%；投资80余万元，购置吸粪车49台，附带车辆清洗设备49套，全部安装定位系统；投资90万元，购置收集桶5万个，一户一桶，收集洗涤污水和厨房污水后用于冲厕。在处理利用方面，厕所粪污经沉淀处理后，再进行厌氧、好氧处理，同时添加生物菌剂促进粪污降解，肥水就地就近利用。在运行维护方面，投资100万元，建成县农村厕所粪污综合治理指挥监控平台，对7个集中处理中心的影像传输、液位探测、处理指标实施在线监测，远程控制设备运行；对运输车辆实行定位跟踪、科学调度，实现服务需求信息收集、反馈和监管的信息化、智能化。招标确定第三方专业服务公司承担全县厕所粪污抽取、运输、处理，县财政和农户共同支付粪污清掏费用，每次抽粪农户负担20元、政府补助18元（每年补助2次）。成立乡镇农村厕所粪污管控小组，每村配备3～5名监督员。对公司实行县、乡、村三级监管考核，考核结果与奖惩资金挂钩，倒逼公司提高服务质量，确保"厕具坏了有人修、粪液满了有人抽、抽走之后有效用"。该模式改善了农民如厕条件和舒适度，提高了农村卫生状况，达到了农村厕所粪污无害化处理的目的，实现了变废为宝、资源化利用。

（三）县级政府和社会资本共同投资建设＋第三方专业服务公司运维＋农户付费＋固液分治＋液态粪水还田利用/纳入管网＋固粪用作有机肥生产原料

县级政府和社会资本共同投资，分片建设农村厕所粪污集中处理点，开发建设农村改厕信息化管理平台。通过政府购买服务，委托第三方专业服务公司负责粪污抽取收运、集中处理点运维、农户厕具维修等，粪污清掏费用由政府补贴一部分、农户承担一部分。第三方专业服务公司

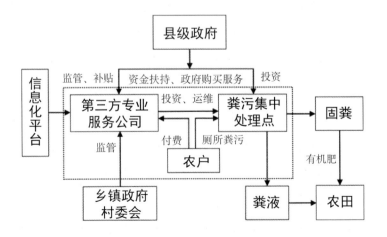

将厕所粪污收转至集中处理点，固液分离后，粪液就地就近就农利用，固粪用作有机肥生产原料。

典型范例7：山东省临沂市临沭县。该范例实现县域全覆盖，涉及8.29万户。2019年5月以来，积极探索推广农村厕所粪污处理"四化"（粪污统一化抽取、无害化处理、产业化利用、智能化监管）模式。在建设投资方面，县政府委托第三方专业服务公司对全县所有厕所粪污抽取和处理业务实施总承包，该公司投资440万元建设粪污集中处理点、购置吸粪车。县政府投资100万元，帮助公司建设6处粪污集中处理点。在处理利用方面，公司将厕所粪污收运至集中处理点，通过自然发酵和生物菌发酵，粪污无害化处理后，实现粪液就地就近利用。公司将粪污生产成有机肥，销售给种植大户，再通过公司电商平台帮助种植大户销售农产品。在运行维护方面，公司建立粪污清运服务机制，设立2个集中服务站、6支运维队伍，配备12台吸粪车。县政府每年设立专项补助资金248万元，对公司每户每次抽粪补助10元，农户每次付费10元。县住建部门与第三方专业服务公司共同开发建设厕所后续管护信息监管系统，具备改厕户信息管理查询、报抽报修需求提交、系统自动分析汇总、主管部门监管考核等功能。县住建部门作为监管主体考核镇级，镇级考核公司，运维服务数量和质量通过数字化平台系统实现智能化考核监管。该模式解决了农村厕所粪污抽取难、处理难、利用难等问题，特别是通过种植大户施用有机肥，增加了土壤有机质；通过电商平台统一销售农产品，提升了农产品经济效益。

典型范例8：山东省东营市东营区。该范例覆盖8个镇（街道）、176个行政村。2016年以来，坚持建管并重，形成了"厕具坏了有人修，粪污满了有人抽，抽走之后有效用"绿色可持续的改厕后续长效管护模式。在建设投资方面，区政府投资5760万元，建设2.76万户户用双瓮式厕所、21处装配式农村公厕；吸引第三方专业服务公司投资3500万元，建设1处农村厕所粪污处理及资源化利用中心（包括污水处理设施、城乡厕所粪污信息化智能管护系统等）、8座粪污中转储存池。在处理利用方面，粪污在中转储存池厌氧处理后，部分还田利用；部分进入粪污处理及资源化利用中心经固液分离、生化处理等工艺进行无害化处理，出水达标排放，固粪好氧发酵后生产有机肥料、营养基质等。在运行维护方面，公司建设10处农村改厕服务站，配置14辆吸粪车，建立34人的管护服务队伍；区政府设立农村改厕后续管护服务专项资金，每年投入800万元向公司购买抽厕、修厕、粪污处理利用等后续管护服务。农户厕具维修服务费用全部免除，仅缴纳配件费用；每年向农户提供1次免费抽厕服务，之后实行第二次20元、第三次以后50元的阶梯收费机制。建立区、镇、村三级督导监管服务机制，区镇两级对公司进行常态化、精准化监管，村级网格员为农户提供报抽和报修服务。该模式不仅解决了农民群众改厕后顾之忧，而且实现了粪污变废为宝；公司年处理农村厕所粪污约5.5万吨，生产有机肥料和营养基质约3 000吨，可产生经济效益150余万元。

（四）县级政府投资建设+第三方专业服务公司运维+农户付费+大三格式化粪池处理/污水集中处理站+达标排放+固粪用作有机肥生产原料

县级政府投资建设大三格式化粪池、乡镇污水集中处理站，购买吸粪车等。委托第三方专业服务公司负责户厕

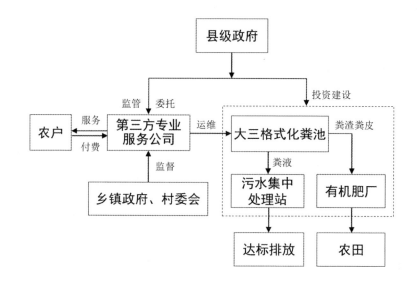

粪污清掏、收转等，农户付费。厕所粪污通过吸粪车收集转运至大三格式化粪池，处理后的粪液进入乡镇污水集中处理站再处理，达标排放；粪渣、粪皮等运至有机肥企业用于肥料生产。

典型范例9：河北省衡水市武邑县。该范例覆盖8个乡镇、498个村、5.82万户。2019年8月以来，统筹农村改厕、生活污水收集利用及后期管护等，探索农村改厕与生活污水协同处理模式。在建设投资方面，2019年8月投资1 800万元，建设了8座日处理能力100吨的乡镇集中式污水处理站，同步建设8个100米^{3}的大三格式化粪池；投资1 400万元，建设了以粪污、玉米秸秆为原料的有机肥加工企业，年处理粪便能力超过5万吨。在处理利用方面，将清掏的粪污运送至乡镇大三格化粪池处理，粪液通过管道进入乡镇污水处理站，与乡镇所在地的生活污水一起处理，达标排放。粪渣经固液分离后集中运送到附近有机肥加工厂，作为生产有机肥的原料。公司建立信息化运行平台和改厕数据库，及时掌握抽厕需求和维修信息，吸粪车全部安装定位系统，就近及时提供服务，全程跟踪粪污去向。在运行维护方面，建立以县级政府为责任主体、乡镇政府为管理主体、村两委为落实主体、农户为受益主体以及第三方专业服务公司为服务主体的"五位一体"运行维护管理体系。以政府购买服务方式委托多个第三方专业服务公司负责粪污清掏等，每年每户抽粪2～3次，每次收取农户粪污清掏费用40～50元。该模式使厕所粪污变成有机肥原料，年可生产有机肥5万多吨；改变了农民群众生活习惯，减少了环境污染，使昔日蚊蝇孳生的农村彻底变了样。

三、以新型农业经营主体为主导的模式

主要为县级政府、社会资本共同投资建设+新型农业经营主体运维+农户付费+沼气工程处理+沼气、沼渣、沼液综合利用模式。

充分利用已有沼气池或大中型沼气工程，县级政府、社会资本共同投资，配套建设沼气池式厕所、粪污储存池、稀释池、输送管道、灌溉设备等，购置抽施粪机、抽粪泵等设备。委托新型农业经营主体负责粪污抽取收运、集中处理点运维、农户厕具维修等，粪污清掏由农户付费。统筹处理厕所粪污、畜禽养殖粪污、农作物秸秆、有机生活垃圾等农业农村有机废弃物，实现沼气、沼渣、沼液综合利用。

典型范例10：四川省成都市蒲江县。该范例实现县域全覆盖，涉及农户7.64万户。2018年11月以来，建立政府主导、农民主体、市场运作、社会参与的机制，统筹推进厕所改造标准化、粪污利用资源化、管理维护常态化。在

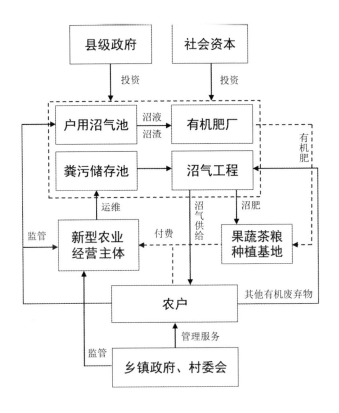

建设投资方面，县政府先后投入财政资金2 692万元，群
众投资投劳折合1.7亿元，拉动社会资本投资1.1亿元，已
建成户用沼气池2.21万口、大中型沼气工程337座、贮液
池30个（17.4万米³），改造厕所5.02万户。在处理利用方
面，利用已有户用沼气池或大中型沼气工程，统筹处理农
村厕所粪污、畜禽粪污、农作物秸秆等农业农村有机废弃
物，实现沼气、沼渣、沼液综合利用。在运行维护方面，

培育组建8支农村厕所和畜禽粪污综合利用服务队，购置抽施粪机175台、抽粪泵1.23万台；明确村社、农户分别为公厕、户厕管护主体，全面建立"党建+自治物业服务"制度，引导集中居住区农户每年自主缴纳保洁费300多万元，委托新型农业经营主体维护清运。该模式利用已有沼气设施，节约了农村厕所粪污治理成本，厕所粪污直排现象大幅减少，促进了当地现代农业提质增效，实现经济、社会、生态效益共赢。

四、以农户为主导的模式

主要为县级政府投资农户投劳共建卫生旱厕+农户为主运维+生物菌剂+农家肥施用模式。

县级政府财政投入、农户投工投劳，改造建设生态卫生旱厕，第三方专业服务公司提供厕具、生物菌剂、清掏工具等改厕技术产品，区政府配备发酵辅料粉碎机。乡、村两级与第三方专业服务公司签订服务协议，由公司负责提供改厕技术产品服务、技术指导、设备修换等。厕所粪污由农户自行清掏、堆沤发酵后使用，就地就近就农利用。

典型范例11：河南省鹤壁市鹤山区。该范例覆盖2个乡镇、27个行政村、1 230户。2019年4月以来，鹤山区为解决山区和缺水地区改厕难题，积极探索推广草粉生态

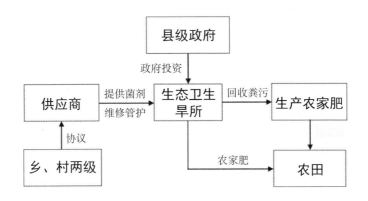

卫生旱厕。该厕所将便器与储粪仓无缝连接，形成密闭腔体，使用前在储粪仓内铺垫20～30厘米厚混有生物菌剂的草粉，如厕后再加80克，粪便在腔体内发酵，实现无害化处理；使用过程免水冲，冬季不上冻。在建设投资方面，采取"上级争取、区级配套、村级补贴、群众投工、社会参与"相结合的资金筹措机制，平均每户改厕补贴1000元。区政府设立专项奖励资金，对改厕工作排名靠前的村予以5万元、3万元、1万元资金奖励。在处理利用方面，无需专业人员操作，农户自行清掏后堆放10～15天可就地就近还田利用。在运行维护方面，乡、村两级与第三方专业服务公司签订服务协议，明确技术服务管护责任；公司为农户免费提供1年维修服务、2年草粉和3年菌剂，如农户自行购买草粉，按照三口之家每天使用500

克计算，每天花费仅需0.05元。区政府配备草粉粉碎机和专用清掏工具，乡镇负责后期管理维护，村集体负责草粉制作、发放。该模式解决了山地丘陵、水资源缺乏、施工困难、居住分散等地区改厕难题，提高了秸秆资源化利用率，使农户用上了干净、无味、无臭的无害化卫生厕所，改善了如厕环境。

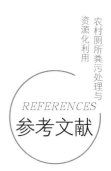

范彬,武洁玮,等,2009.美国和日本乡村污水治理的组织管理与启示[J].中国给水排水,25(10):6-10,14.

国家市场监督管理总局,国家标准化管理委员会,2020.农村三格式户厕建设技术规范:GB/T 38836—2020[S].

国家市场监督管理总局,国家标准化管理委员会,2020.农村三格式户厕运行维护规范:GB/T 38837—2020[S].

国家市场监督管理总局,中国国家标准化管理委员会,2019.城市污水再生利用景观环境用水水质:GB/T18921—2019[S].

何御舟,付彦芬,2016.农村地区卫生厕所类型与特点[J].中国卫生工程学,15(2):191-193,195.

侯京卫,范彬,等,2012.农村生活污水排放特征研究述评[J].安徽农业科学,40(2):964-967.

农业农村部农村社会事业促进司,2019.农村改厕实用技术[M].北京:中国农业出版社.

沈哲,黄劼,等,2013.治理农村生活污水的国际经验借鉴—基于美国、欧盟和日本模式的比较[J].价格理论与实践(2)：49-50.

生态环境部,国家市场监督管理总局,2021.农田灌溉水质标准：GB 5084—2021 [S].

许阳宇,周律,等,2018.厕所系统排泄物处理与资源化厕所技术发展近况[J].中国给水排水,34 (6)：22-29.

严岩,孙宇飞,等,2008.美国农村污水管理经验及对我国的启示[J].环境保护 (15)：65-67.

尹文俊,于振江,等,2019.新型厕所系统及技术发展现状与展望[J].环境卫生工程,27 (5)：1-6.

中华人民共和国国家质量监督检验检疫总局,中国国家标准化管理委员会,2009.有机—无机复混肥料：GB18877—2009 [S].

中华人民共和国国家质量监督检验检疫总局,中国国家标准化管理委员会,2010.城市污水再生利用 绿地灌溉水质：GB/T25499—2010 [S].

中华人民共和国农业部,2011.沼肥施用技术规范：NY/T 2065—2011 [S].

中华人民共和国农业部,2012.有机肥料：NY525—2012 [S].

中华人民共和国农业部,2013.沼气工程沼液沼渣后处理技术规范：NY/T 2374—2013 [S].

中华人民共和国卫生部,中国国家标准化管理委员会,2012.粪便无害化卫生要求：GB 7959—2012 [S].

中华人民共和国卫生部,中国国家标准化管理委员会,2012.农村户厕卫生规范：GB 19379—2012 [S].

中华人民共和国住房和城乡建设部, 2010. 农村生活污水处理技术指南(试行)[Z].

中华人民共和国住房和城乡建设部, 2017. 农村厕所污水处理技术指南[Z].

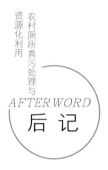

AFTERWORD

后 记

　　为帮助基层干部群众更好地掌握农村厕所粪污处理和资源化利用知识，自2020年3月开始，我们组织农村厕所革命和生活污水治理领域相关专家编写本书，历时9个多月。其间多次就本书内容研究讨论，经过多次反复研究讨论、修改论证，参编和出版人员耗费了大量心血。

　　本书编写得到了农业农村部领导的悉心指导，成稿出版凝聚了各方智慧。中国农业科学院农业环境与可持续发展研究所朱昌雄研究员作为编写组组长，组织李贵春、田云龙、刘翀、罗良国等专家拟定编写提纲、撰写初稿、统一定稿，从内容框架、政策知识、技术细节等方面对本书进行了认真审核。农业农村部环境保护科研监测所、农业农村部沼气科学研究所、农业农村部规划设计研究院等单位，对本书的编写工作也给予了大力支持。特别感谢中国环境科学研究院的张列宇研究员，对本书编写和出版提出了宝贵建议。在此，我们对所有指导、关心、参与本书编写和校稿的人员表示诚挚感谢！

农村厕所粪污处理和资源化利用是农村厕所革命的关键环节，是改善农村人居环境的主要任务，事关农民卫生健康生活，事关美丽宜居乡村建设，是一项非常复杂的系统工程。由于时间和水平所限，难免还有不足之处，希望社会各界对本书多提宝贵意见和建议，我们将不断丰富完善。

编 者
2020年12月

图书在版编目（CIP）数据

农村厕所粪污处理与资源化利用／中国农业科学院
农业环境与可持续发展研究所主编 . —北京：中国农业
出版社，2020.12
ISBN 978-7-109-27915-5

Ⅰ.①农… Ⅱ.①中… Ⅲ.①农村-公共厕所-粪便
处理-中国-指南 Ⅳ.①R124.2-62

中国版本图书馆CIP数据核字（2021）第017396号

中国农业出版社出版
地址：北京市朝阳区麦子店街18号楼
邮编：100125
策划编辑：刁乾超　陈　晨
责任编辑：刁乾超　李昕昱　文字编辑：黄璟冰
版式设计：李　文　责任校对：吴丽婷　责任印制：王　宏
印刷：北京通州皇家印刷厂
版次：2020年12月第1版
印次：2020年12月北京第1次印刷
发行：新华书店北京发行所
开本：880mm×1230mm　1/32
印张：7.25
字数：200千字
定价：28.00元